Andreas Seebeck
Heilpraktiker (Psychotherapie)
MET-Therapeut
Zerhusener Str. 31a
49393 Lohne
E-Mail: a.seebeck@himmel-erde-mensch-verlag.de

Dieses Werk versteht sich als Hilfe zum Lernen oder zum Schaffen eines Überblicks über das Gebiet der Psychiatrie und Psychotherapie. Der Text wird kontinuierlich fortgeschrieben und seinen Erwerbern in der jeweils aktuellsten Version zur Verfügung gestellt. Der Autor bittet dazu herzlich um Feedback, Korrekturen, Ergänzungen und Verbesserungsvorschläge direkt an a.seebeck@himmel-erde-mensch-verlag.de

ISBN 978-3943645-01-9

Himmel-Erde-Mensch-Verlag
www.himmel-erde-mensch-verlag.de

Bei dem Ihnen vorliegenden Buch handelt es sich um die überarbeitete Form des von mir zum Ablegen der amtsärztlichen Überprüfung für den Erhalt der Heilpraktikererlaubnis für den Bereich Psychotherapie verwendeten Lernskriptes. Ziel war <u>nicht</u> die Erstellung eines Buches, das wissenschaftlichen Anforderungen gerecht wird. Um das Skript/Buch so kurz und prägnant wie möglich zu halten, wurde auf detaillierte Quellenverweise für die einzelnen Informationen bewusst verzichtet. Stattdessen werden an dieser Stelle die bei der Erstellung des Skriptes zugrundeliegenden Quellen aufgeführt: Weltgesundheitsorganisation (Hrsg.): Internationale Klassifikation psychischer Störungen ICD-10. Huber, Bern 2005. Koeslin, J.: Psychiatrie und Psychotherapie für Heilpraktiker. Elsevier, München 2007. Arbeitsgemeinschaft für Methodik und Dokumentation in der Psychiatrie (AMDP) (Hrsg.): Das AMDP-System. Hogrefe, Göttingen 2007. Mitschriften aus dem Kurs zur Prüfungsvorbereitung von Brunhilde Steinmüller (www.steinmueller-seminare.de). Wikipedia (www.wikipedia.de).

Zeichnungen: Febe Homrighausen

Inhaltsverzeichnis

EINFÜHRUNG

Worum geht's?

Sie lesen dieses Buch höchstwahrscheinlich, weil sie in Deutschland eine heilende Tätigkeit ausüben wollen. Bestimmt würden sie viel lieber sofort loslegen, aber, so Paragraph 1 des Heilpraktikergesetzes:

§1 Absatz 1
Wer die Heilkunde, ohne als Arzt bestallt zu sein, ausüben will, bedarf dazu der Erlaubnis.

§1 Absatz 2
Ausübung der Heilkunde im Sinne dieses Gesetzes ist jede berufs- oder gewerbsmäßig vorgenommene Tätigkeit zur Feststellung, Heilung oder Linderung von Krankheiten, Leiden oder Körperschäden bei Menschen, auch wenn sie im Dienste von anderen ausgeübt wird.

Sie benötigen also eine Erlaubnis, Heilkunde im Sinne des Heilpraktikergesetzes mit psychischen Mitteln auszuüben, und dafür müssen Sie die theoretische und mündliche Heilpraktikerprüfung bestehen. Die Prüfungen sollen sicherstellen, dass Sie keine „Gefahr für die Volksgesundheit“ darstellen. Dahinter steckt nicht so sehr die Befürchtung, dass Sie ihrem Klienten mit ihrer Behandlungsmethode direkt schaden, sondern dass Sie Krankheiten, die einer andere Behandlung bedürfen, nicht erkennen und somit Ihren Klienten auch nicht weiterleiten. Sie müssen also ihre Grenzen kennen. So dreht sich in der Prüfung fast alles darum, wie Sie Krankheiten erkennen, die besser von anderen Heilkundigen behandelt werden können. Ärzten z.B. ist es erlaubt, Medikamente zu verschreiben, Ihnen als Heilpraktiker (beschränkt auf das Gebiet der Psychotherapie) nicht. Am Anfang der Behandlung steht immer die Frage, ob der Klient vielleicht an anderer Stelle besser aufgehoben ist. Zum Erkennen von Krankheiten müssen Sie eine Diagnose stellen können und über die Krankheitsbilder Bescheid wissen. Um Ihrem Klienten bestmöglich zu helfen, auch wenn Sie ihn nur weitergeben, ist auch ein gewisses Maß an Wissen zu den etablierten Therapieverfahren nötig. Sie müssen eine Selbstmordgefahr erkennen können, in Notfällen wissen, was zu tun ist und ihre Rechte und Pflichten kennen.

Kurz gesagt: Sie müssen viel Wissen schnell und gut abrufbar in den Kopf bekommen.

Wozu dieses Buch?

Für all dieses Wissen gibt es gute Kurse und Bücher, die die Themen umfassend behandeln. Ich z.B. habe, abgesehen von den Kursen, hauptsächlich mit dem „Koeslin“ (siehe Quellenangaben im Impressum) gelernt. Zum Lernen der Fakten brauchte ich aber etwas Kompakteres, und so fasste ich alles Wissen aus den Büchern und Kursen zusammen und erstellte daraus viel einprägsamere Schautafeln. Bei mir hat das Lernen damit gut funktioniert, und so hoffe ich, dass auch Ihnen diese Art der Zusammenfassung beim Lernen des Stoffes hilfreich ist. Dieses Buch ist also als Lernhilfe gedacht. Es kann und soll weder den Lehrer noch die einschlägige Literatur ersetzen!

Eine Gebrauchsanleitung

Lesen Sie sich zuerst alles durch, und prägen Sie sich die Schautafeln ein. Wenn möglich, malen Sie sie ab, gern auch mehrere Male, und auch auswendig. Fangen Sie dann an, zu jedem Abschnitt zu referieren, und bringen Sie dabei möglichst alle Informationen aus dem Text unter. Erklären Sie jedes Fremdwort, das Sie benutzen. Wissen Sie die Bedeutung eines Fachbegriffs nicht genau, schlagen Sie ihn unbedingt nach!

Wenn Sie viel Zeit im Auto verbringen, können Sie den Text auch auf irgendein Medium aufsprechen (oder sich als Hörbuch bei Youtube runterladen) und sich ihn wieder und wieder vorlesen lassen. Ab und zu machen Sie dann eine Pause und erzählen wieder selbst, wobei Sie so viele Informationen (z.B. anschauliche Beispiele) wie möglich aus ihren Kursen und Büchern einflechten. Wenn Sie dabei das "Große Ganze" in Form der Schautafeln im Kopf haben, verlieren Sie nie den roten Faden. Wenn es bei einem Thema noch etwas stockt, wissen Sie, wo Sie noch lernen müssen. Wenn Sie dann über jedes Thema jedem (gefragt oder ungefragt) ganz locker und aus dem Stehgreif etwas erzählen können, und sich auch von Zwischenfragen nicht aus der Ruhe bringen lassen, dann wissen Sie, dass Sie bereit sind.

TEIL 1: DIAGNOSE

AUFGRUND DER DIAGNOSE ENTSCHEIDEN SIE, OB SIE DIE RICHTIGE PERSON FÜR DIE BEHANDLUNG SIND.

Zu Beginn einer jeden Behandlung stehen Anamnese und Befund, aufgrund derer die Diagnose gestellt wird, die zu einer eventuellen Weitergabe führt. Nach der Weitergabe ist eine begleitende Psychotherapie nach Absprache mit dem behandelnden Arzt in Einzelfällen möglich.

Der psychotherapeutische Heilpraktiker behandelt Störungen, von denen die Schulmedizin sagt, dass eine Psychotherapie angezeigt ist und keine Medikamente. Wenn eine spezielle Therapieart angezeigt ist, für die er selbst nicht ausgebildet ist, so ist auch in diesem Fall der Klient abzugeben (z.B. bei Störungen im Kindes- und Jugendalter, für die der Kinder- und Jugendtherapeut zuständig ist).

Früher wurde nach dem ursachenorientierten triadischen System diagnostiziert. In der ICD-10, in Deutschland anerkannt und genutzt, werden Krankheiten jetzt eher nach Schweregrad und Verlauf klassifiziert.

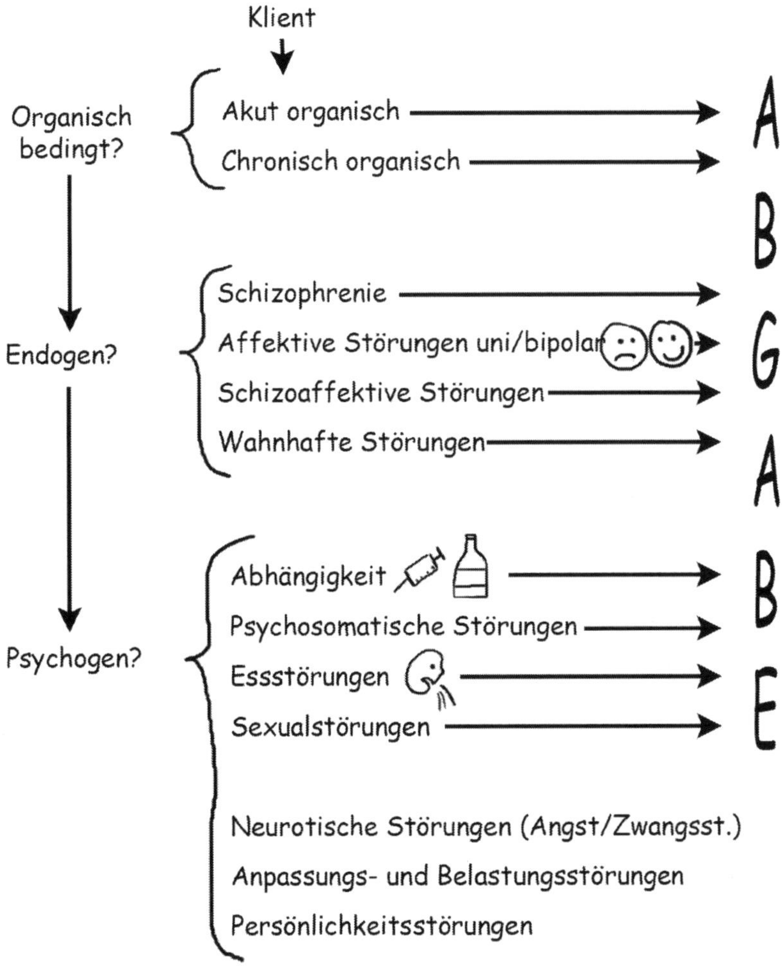
Klient
Organisch bedingt?
Akut organisch
Chronisch organisch
Endogen?
Schizophrenie
Affektive Störungen uni/bipolar
Schizoaffektive Störungen
Wahnhafte Störungen
Psychogen?
Abhängigkeit
Psychosomatische Störungen
Essstörungen
Sexualstörungen
Neurotische Störungen (Angst/Zwangsst.)
Anpassungs- und Belastungsstörungen
Persönlichkeitsstörungen
ABGABE

1.1 Anamnese

Anamnese - die Leidensgeschichte

Die Anamnese wird unterteilt in

- Eigenanamnese
    - Krankheitsgeschichte
    - Lebensgeschichte und Sozialanamnese
    - Familienanamnese (Fragen über Krankheiten in der Familie)
- Fremdanamnese
    - Befragung anderer (Arzt, Verwandte, Betreuer) zum Klienten (z.B. bei Unzuverlässigkeit oder durch Schizophrenie, Alzheimer, Manie o.ä. verzerrte Eigenwahrnehmung)

Pflichtinhalt der Anamnese: Ärztliche Untersuchungen und deren Ergebnisse einfordern, nach Einnahme von Medikamenten, Drogen, Psychopharmaka fragen, die Klientengruppe feststellen, Depressivität abklären, nach Suizidversuchen fragen.

1.2 Befund

Befund – Querschnittsbild über die Verfassung des Patienten

- Somatischer Befund: vom Arzt durchgeführte körperliche Untersuchung. Auch bei psychischen Problemen sinnvoll und notwendig, da viele psychische Störungen organische Ursachen haben. Bei zweifelhafter Glaubwürdigkeit des Klienten nach dem genauen Befund fragen oder um einen Rückruf des Arztes bitten (Schweigepflicht). Erst wenn sichergestellt ist, dass es keine organische Ursache für die Symptome des Klienten gibt, kann entschieden werden, ob eine psychotherapeutische Therapie sinnvoll ist.

- Psychopathologischer Befund: Untersuchung der psychischen Grundfunktionen: Allgemeiner Eindruck, Bewusstseinslage, Orientierung, Aufmerksamkeit, Gedächtnis, formales und inhaltliches Denken, Sinnesorgane, Ich, Affektivität, Psychomotorik/Antrieb, zirkadiane Besonderheiten, Suizidalität, sonstige Auffälligkeiten.

1.3 Das triadische System

Das alte triadische System teilt auf in

- Körperlich begründbare / organische / exogene psychische Störungen (z.B. durch Hirnanomalien hervorgerufene Demenz, Delir)
- Endogene Psychosen (-ose: schwere Krankheit. Müssen mit Medikamenten behandelt werden, Domäne der Psychiatrie. Z.B. Schizophrenie, depressive Störung)
- Psychogene Störungen / Variationen normalen geistig-seelischen Erlebens (z.B. Persönlichkeitsstörungen, Neurosen, Belastungsreaktionen und Anpassungsstörungen)
- Sonderfälle (z.B. psychosomatische Störungen, Abhängigkeit, Sexualstörungen)

Das triadische System ist heutzutage der Klassifizierung nach ICD-10 gewichen. Die Begriffe werden aber immer wieder in der Psychotherapie genannt.

TEIL 2: KRANKHEITSBILDER

STÖRUNGEN MIT DEN DAZUGEHÖRIGEN SYMPTOMEN, MÖGLICHEN URSACHEN UND BEHANDLUNGSMÖGLICHKEITEN.
DAS DIAGNOSTISCHE HANDWERKSZEUG.

2.1 Organisch bedingte Störungen

Vor jeder Behandlung muss zunächst das Vorliegen einer organisch begründeten Störung ausgeschlossen werden, denn falls diese vorliegt, muss zunächst der Arzt handeln. Organisch bedingte Störungen sind alle körperlichen Erkrankungen mit psychischen Auswirkungen (Hirnschädigung / Hirnfunktionsstörung sekundär).

Es sind eher ältere Menschen betroffen. Geht einher mit dem Verlust kognitiver Fähigkeiten (Gedächtnis- und Denkstörungen), Affektlabilität oder Affektinkontinenz und Orientierungsstörungen. Aufgrund der sich eher ähnelnden Symptome, immer auch abhängig vom betroffenen Hirnareal, lässt sich schwer auf die organische Grunderkrankung schließen.

Früher war hier der Begriff der Psychose gängig, welche als schwere psychische Störung mit gestörtem Realitätsbezug und Ich-Bewusstsein, evtl. mit produktiven Symptomen, wegen der den Lebensanforderungen nicht mehr entsprochen werden kann definiert war.

Organisch bedingte Störungen unterscheidet man in

- Akute Störungen
  - Leitsymptom: Bewusstseinstörung (quantitativ oder qualitativ), Kopfschmerz.
  - Beispiel indirekt, akut (symptomatische Psychosen): Körperliche Allgemeinerkrankungen, Intoxikation / Entzug, Erschöpfung
  - Beispiel direkt, akut: Hirntrauma, Entzündung, Tumor, degenerative Hirnerkrankung
- Chronische Störungen
  - Leitsymptom: Persönlichkeitsveränderung, Abbau von geistigen und intellektuellen Leistungen
  - Vertreter: Demenzen, organische Persönlichkeitsveränderungen, organisch emotional labile Störung
- Neurologische Störungen
  - Leitsymptom: Werkzeugstörungen
  - Vertreter: Epilepsie, Multiple Sklerose

Organisch bedingte Störungen

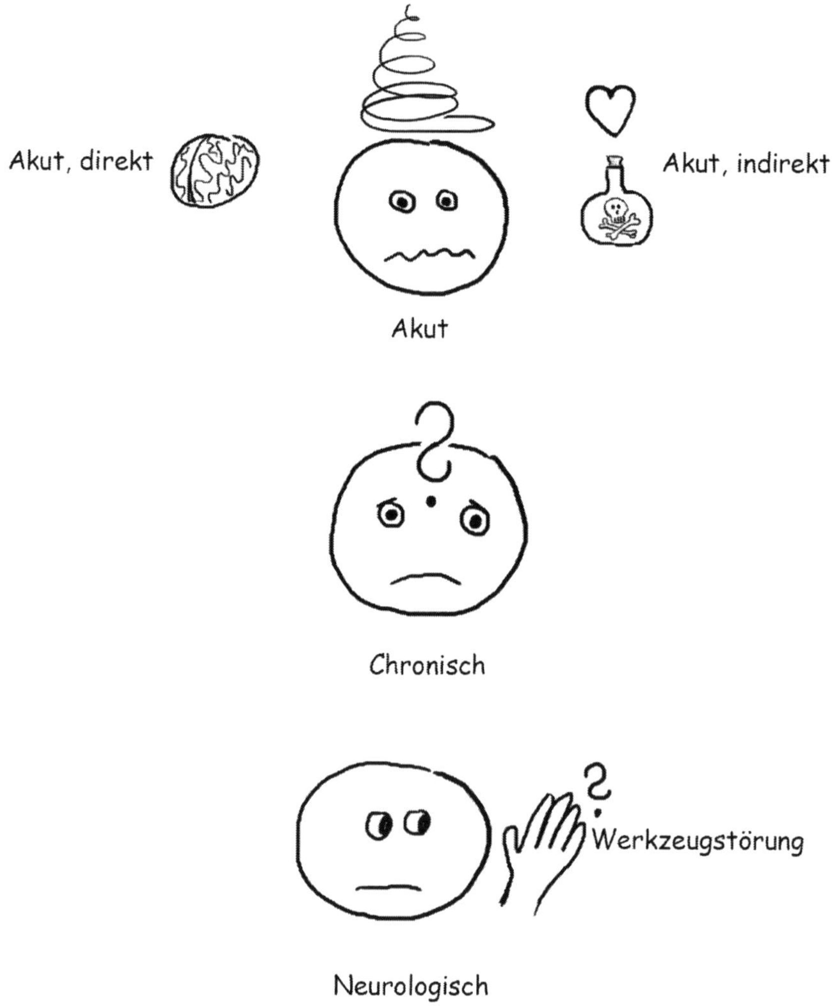

Körperliche Erkrankungen mit psychischen Auswirkungen

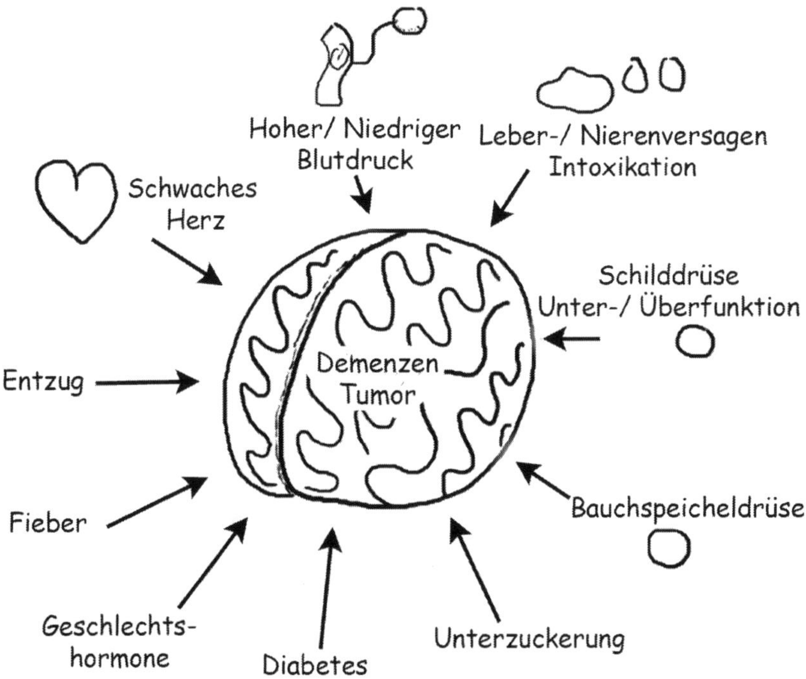

Auf eine Frage wie z.B. „Welche körperlichen Erkrankungen können zu Symptomen wie Depression, Antriebs- und Leistungsminderung, Angst und Erregtheit führen?“ finden Sie in der nachfolgenden Aufzählung der Ursachen und psychischen Auswirkungen die Antworten.

2.1.1 Herz-Kreislaufsystem

- Herzinsuffizienz (“schwaches Herz”) – Angst, Antrieb lässt nach, leistungsgemindert, konzentrationsgestört, Depressivität, reizbar, explosiv
- Hoher Blutdruck (Kopfschmerz, roter Kopf, Übergewicht, Alkohol) – in Aktion, unter Strom, kommt nicht zur Ruhe, kann nicht entspannen
- Niedriger Blutdruck – Antriebsschwäche, morgens geht nichts
- Leber, Niere (Gift im Körper) – Antriebslosigkeit, leistungsgemindert, Depression, psychotische Zustände

2.1.2 Hormonstörungen

- Schilddrüse, Unterfunktion – träge, lustlos, alles kostet Überwindung, Gewichtszunahme
- Schilddrüse, Überfunktion – immer in Aktion, zittern, schwitzig, Herzrasen, Angst, nicht zur Ruhe kommen, keine Gewichtszunahme
- Bauchspeicheldrüse – Bewusstsein getrübt, Bewusstlosigkeit, Hirnzellen sterben ab, lustlos, leistungsgemindert, verminderte Merkfähigkeit
- Typ II Diabetes (Abbau der Insulin produzierenden Zellen, schleichender Prozess!) Abklärung: viel Durst, 50-60 Jahre alt, Übergewicht – Gedächtnisstörungen, müde, Antriebsarmut, Konzentrationsstörungen, oft als Depression verkannt
- Geschlechtshormone – prämenstruelles Syndrom, Wechseljahre (Mitte/Ende 40)

2.1.3 Störungen durch Tumor

Symptome eines Tumors können sein: Kopfschmerzen, Schwindelattacken, epileptischer Anfall, Übelkeit, Gleichgewichtsstörung, Gangunsicherheit, Taubheitsgefühle, Lähmungserscheinungen, Sprachstörungen, Ausfall von Sinnesorganen und neurologische Ausfallerscheinungen.

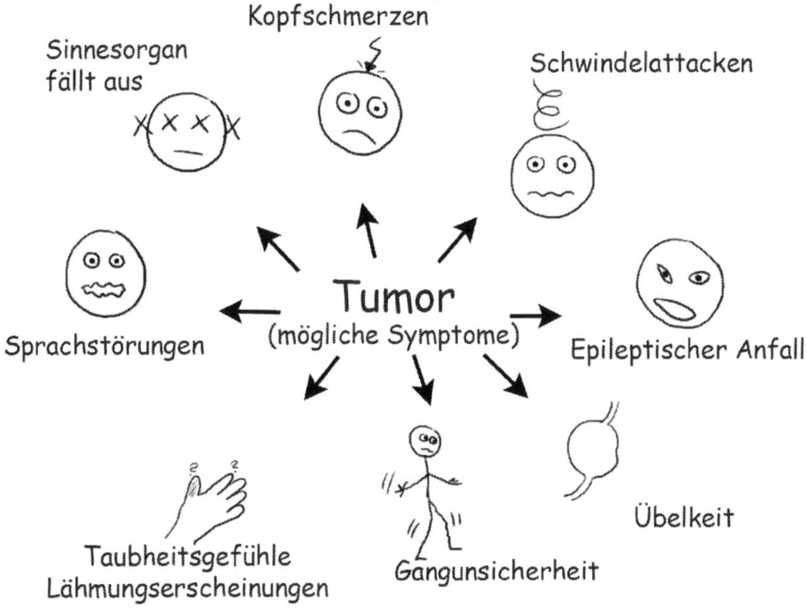
Kopfschmerzen
Sinnesorgan
fällt aus
Schwindelattacken
Tumor
(mögliche Symptome)
Sprachstörungen
Epileptischer Anfall
Übelkeit
Taubheitsgefühle
Lähmungserscheinungen
Gangunsicherheit

2.1.4 Störungen durch Delir

Mögliche Ursachen eines Delirs:

- Alkohol-Entzug
- Unterzuckerung
- Leber- oder Nierenversagen
- Fieber (lebensgefährlich wegen drohender vegetativer Entgleisung, Notarzt!)

Verlauf: Zuerst qualitative Bewusstseinsstörungen, dann quantitative bis hin zur Bewusstlosigkeit. Geht oft einher mit optischen Halluzinationen (kleine Tierchen). Im Entzug kann die Gabe von Distraeurin (unter stationären Bedingungen) zwingend erforderlich sein, um ein Delir zu vermeiden.

Erkennungszeichen für ein beginnendes Delir sind Blutdruckerhöhung, innere Unruhe, Entgleisung des vegetativen Nervensystems (Schwitzen, Zittern, Herzrasen), Panik, Angst, Desorientiertheit Ort/Zeit, Suggestibilität.

Die drei Stadien des Delirs

1. Das Prädelir bietet flüchtige, zumal abendliche Halluzinationen oder eine leichte und flüchtige vegetative Symptomatik mit Schreckhaftigkeit, Schlafstörungen, Schwitzen und morgendlichem Tremor, zudem fakultativ hirnorganische Anfälle vom "Grand mal" - Typ.

2. Das vollständige Delir zeigt Symptome des exogenen Reaktionstyps mit Bewusstseins-, affektiven und Orientierungsstörungen, Übererregbarkeit und Symptome der halluzinatorischen Psychose (illusionäre Verkennungen, optische und taktile Halluzinationen, Suggestibilität) und eine vegetative Entgleisung (Fieber, Hypertonie, Herzrasen, Schwitzen, Tremor).

3. Das lebensbedrohliche Delir macht 7% aller Delirien aus, es hat die Symptomatik des vollständigen Delirs und ist bestimmt von schweren, vor allem kardialen und pulmonalen (die Lunge betreffenden) Komplikationen und schweren Bewusstseinsstörungen.

Delir

Prädelir	Blutdruckerhöhung Innere Unruhe Schwitzen, Zittern, Herzrasen Panik Angst Desorientiertheit Suggestibilität Epileptischer Anfall Abendliche Halluzinationen
Delir	Bewusstseinsstörungen Vegetative Entgleisung Fieber Bluthochdruck Schwitzen Zittern Herzrasen Halluzinationen
Lebensbedrohliches Delir	+ Komplikationen in Herz und Lunge

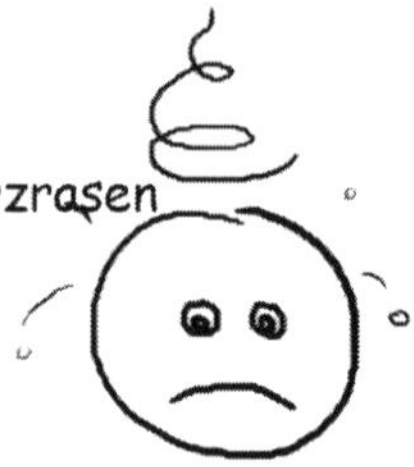

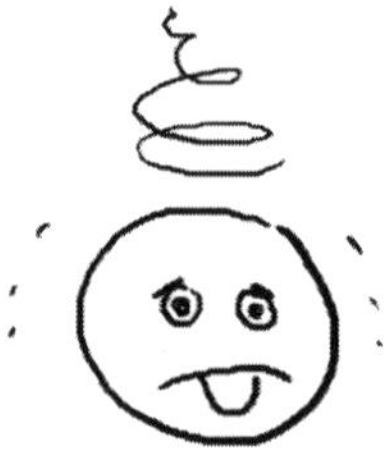

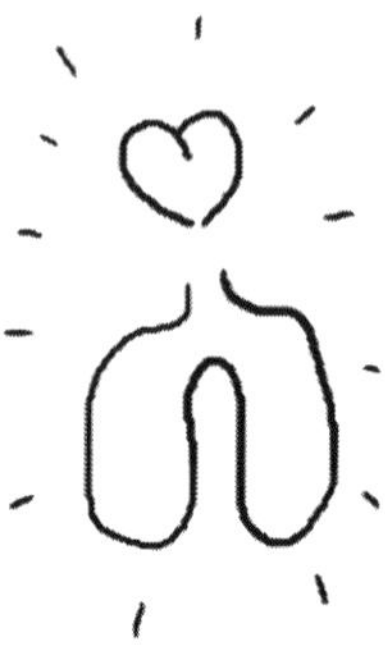

2.1.5 Demenz

Verschiedene Arten von Demenz sind Altersdemenz, Alkoholdemenz, Aidsdemenz. Alzheimer und Vaskuläre Demenz sind Altersdemenzen, wobei die Alzheimer Krankheit mit 70% die häufigste Form der Demenz darstellt. Alzheimer kennzeichnet sich durch einen Hirnabbau, er ist nicht heilbar, die Ursache ist unbekannt. Die Vaskuläre oder Multiinfarkt Demenz (15-25%) hingegen ist therapierbar (z.B. Verbesserung der Durchblutung und Therapie der Grunderkrankung wie z.B. Bluthochdruck oder Diabetes), so dass ein Fortschreiten verlangsamt oder sogar gestoppt werden kann. Sie wird durch Ablagerungen in den Venen hervorgerufen. Die Folgen der Ablagerungen kann man in vier Gruppen aufteilen, zwei davon führen zur Demenz:

- Ablagerungen schneiden die Blutversorgung ab
    - Große Areale = unblutiger Schlaganfall
    - Kleine Areale = Demenz
- Gefäße werden zerstört
    - Große Blutung = blutiger Schlaganfall
    - Kleine Blutung = Demenz

Allgemeine Symptome sind Gedächtnisstörung, Denkstörungen (Verarmung, Perseveration, eingeschränktes Abstraktionsvermögen, Urteilsschwäche), Konzentrationsstörung, Leistungsminderung, Orientierungsstörung (Ort, Zeit), Apraxie, Alexie, Affektlabilität, Antriebslosigkeit, Unruhe, Depressivität, Wahn, Halluzinationen.

Anfangssymptome der Alzheimer Demenz sind Desorientiertheit, Wortfindungsstörungen, Sprachverarmung, Depressivität, Persönlichkeitszüge werden deutlicher. Zusätzliche Symptome sind Apraxie, Aphasie, Agnosie, Inkontinenz.

Weitere Symptome der Vaskulären Demenz sind Kopfschmerzen, Schwindel, Gangstörungen und häufiges Hinfallen.

Zu wenig zu trinken verschlimmert die Symptome. Die Validationsmethode nach Naomi Feil hat sich im Umgang mit Demenzpatienten vor allem wegen der beruhigenden Wirkung bewährt.

Demenz

Abnahme der Leistungsfähigkeit:

Gedächtnis
Denken (Verarmung, Wahn)
Konzentration
Orientierung
+ Halluzinationen
+ Affekt (Labilität), Depression
Psychomotorik, Antrieb (Antriebslosigkeit, Unruhe)

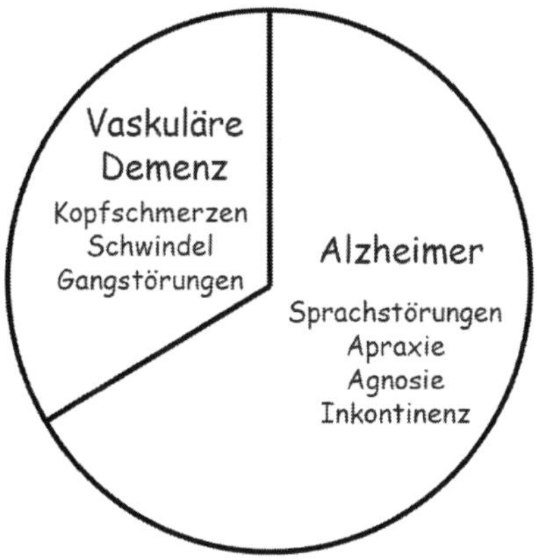

2.1.6 Parkinson

Ursache von Parkinson ist die Degeneration der Dopamin produzierenden Substantia Nigra. Bei mindestens 20% der Erkrankten erscheint eine Demenz als Spätfolge.

Symptome: Hypokinese, Rigor, Tremor, Speichelfluss, Salbengesicht (fett-glänzende Gesichtshaut), Stimmungslabilität, Affekthemmung, Depressivität.

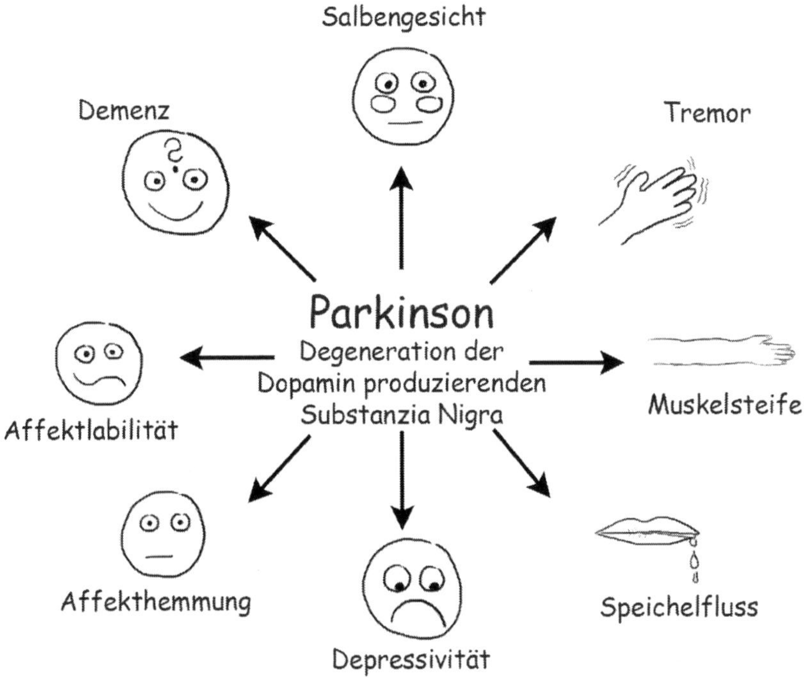
Salbengesicht
Demenz
Tremor
Parkinson
Degeneration der
Dopamin produzierenden
Substanzia Nigra
Affektlabilität
Muskelsteife
Affekthemmung
Depressivität
Speichelfluss

2.1.7 Neurologische Störungen

Zu den neurologischen Störungen gehören

- Epilepsie
- Sonstige Krampfanfälle, ausgelöst durch Alkohol, Drogen, Gehirnveränderungen, Tumor oder Unterzuckerung
- Multiple Sklerose. Ursache ist die Zerstörung der Eiweißschicht um die Nervenbahnen. Sie verläuft schubartig, jeder Schub hinterlässt eine Verschlechterung. Anfangssymptome sind Seh- und Sensibilitätsstörungen, hinzu kommen Depressivität, Gangunsicherheit, abgehacktes Sprechen.

Ursachen für Krampfanfälle

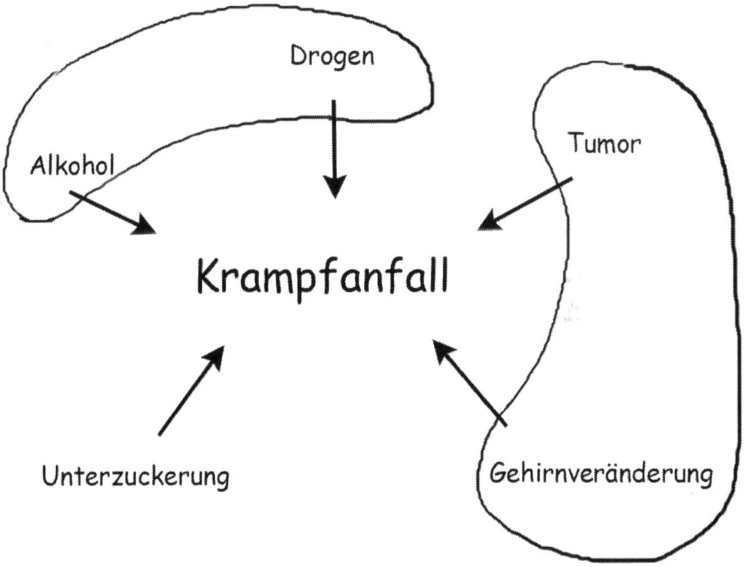

Multiple Sklerose - Symptomatik

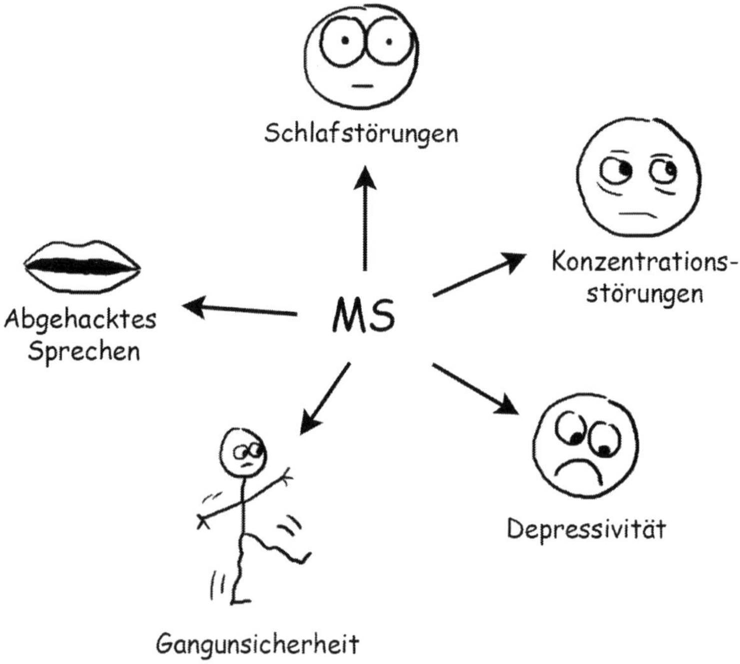

2.2 Schizophrenien

Schizophrenie - Abnormales Erleben und Empfinden.

Den Begriff der Schizophrenie hat Eugen Bleuler vor etwa 100 Jahren geprägt, er bedeutet "Abspaltung des Geistes oder der Seele". Gemeint ist damit, dass Denken, Wahrnehmung und Affekt den Bezug zur Realität verlieren.

Schizophrenie ist mit einem Life-time-Risiko von etwa einem Prozent (10% bei Verwandtschaft 1. Grades) eine der häufigsten psychischen Erkrankungen. Das Haupterkrankungsalter ist 15-30 Jahre, 10% der Erkrankten begehen Suizid, es besteht keine erhöhte Gewaltbereitschaft. Es gibt die paranoide, die katatone, die hebephrene Schizophrenie, Schizophrenia Simplex und das schizophrene Residuum.

Die Diagnose der Schizophrenie ist nicht einfach, denn es gibt kein einziges Symptom, das ausschließlich bei der Schizophrenie vorkommt. Wichtig ist deshalb die Abklärung von möglichen organischen Ursachen.

Bei der Ursache der Schizophrenie geht man heutzutage vom Vulnerabilitäts-Stress-Modell (Anfälligkeit plus schwierige Lebenssituation) aus. Die Symptome können in **positive** bzw. produktive Symptome wie Wahn, Halluzinationen und Ich-Störungen und in **negative** Symptome wie Autismus, Affektverflachung, Ausdrucksarmut und Antriebsarmut eingeteilt werden.

Wahrnehmungen und Gefühle gelangen ungefiltert ins Bewusstsein, Unterscheidung zwischen Wesentlichem und Unwesentlichem wird unmöglich, Situationen können nicht mehr angemessen eingeschätzt, Beziehungen nicht mehr gestaltet werden. Denken, Wahrnehmung und Handeln verliert den Bezug zur Wirklichkeit. Auffällig ist das Nebeneinander von gesundem und gestörtem Empfinden.

Schizophrenie ist heutzutage dank wirksamer Medikamente, den Neuroleptika, gut zu behandeln.

Die typischen Neuroleptika (z.B. Haldol) haben leider starke Nebenwirkungen: Früh- und Spätdyskinesien, Parkinsonoid und eine quälende Bewegungsunruhe. Die neueren atypischen Neuroleptika (z.B. Zyprexa) dagegen haben wesentlich weniger Nebenwirkungen (u.a. aber starke Gewichtszunahme) und wirken auch auf die Negativsymptomatik.

Bei der Prognose geht man von der Drittel-Regel aus (ein Drittel folgenlose Abheilung, ein Drittel Rückfälle und leichter Residualzustand, ein Drittel schlechter Verlauf mit Dauerschäden), wobei es eine günstigere Prognose bei der paranoid-halluzinatorischen und der katatonen Form gibt. Auch gilt, dass die Prognose umso günstiger ist, je später und akuter das Auftreten im Leben des Betroffenen ist, und je deutlicher auslösende Ursachen vorhanden sind. Die Therapie sollte nicht aufdeckend, sondern eher supportiv und edukativ sein. Stress sollte vermieden werden. Die Elektrokrampftherapie kann helfen (speziell beim katatonen Stupor).

Angehörigen kann man empfehlen, langsam und ruhig zu sprechen, immer zu erklären, was man tut, zuverlässig zu sein, Stress zu vermeiden, auf die Medikamenteneinnahme und auf Ankündigungszeichen (Prodromalstadium) zu achten.

2.2.1 Diagnose

Die Symptome einer Schizophrenie lassen sich unterschiedlich klassifizieren. Es gibt drei bekannte Systeme, die die Symptome jeweils nach verschiedenen Gesichtspunkten unterteilen und bei der Diagnose der Schizophrenie helfen: die Unterteilung in Positiv-/Negativsymptomatik, nach Bleuler und nach Schneider.

- Positiv-/Negativsymptomatik
    - Positivsymptomatik (produktive Symptome, psychotische Symptome):
        - Wahn (oft Verfolgungs-, Vergiftungs- oder Größenwahn), Halluzinationen (meist Stimmen), formale Denkstörungen (Zerfahrenheit, Sperrung, Neologismen), affektive Störung (große Ängste)
    - Negativsymptomatik (Schizophrenien, die in der Jugend auftreten, haben eine eher negative Symptomatik):
        - In sich zurückgezogen, still, apathisch, antriebsarm, zeigt keine Gefühle, Gefühle verflachen im Laufe der Erkrankung
    - Auch: Schlaflosigkeit, Gefühl des Unheimlichen

Schizophrenie

Positiv/Negativ-Symptomatik

	Positiv	Negativ
Formale Denkstörungen	Zerfahrenheit, Sperrung, Neologismen	Kognitive Defizite
Inhaltliche Denkstörungen	Beziehungs-, Verfolgungs-, Vergiftungs-, Größen- Wahn	Sprach-verarmung
Sinnes-wahrnehmung	Halluzination, Gedanken-lautwerden	
Ich-Störungen	Gedanken -eingebung -entzug -ausbreitung; Willens-beein-flussung	
Affekt	Angst, Parathymie, Ambivalenz	Affektarmut, Apathie
Psychomotorik u. Antrieb	Katatone Erscheinungen	Antriebsarmut, Ausdrucks-losigkeit

- Nach Bleuler (Augenmerk auf die äußeren Erscheinungen)
  - Grundsymptome:
    - Störungen des Denkens, (Zerfahrenheit, Sperrung, Neologismen), der Affektivität, (läppisch, depressiv, affektarm, Angst, Parathymie, Ambivalenz), des Antriebs (Autismus)
  - Akzessorische Symptome
    - Wahn, Halluzinationen, katatone Erscheinungen

Schizophrenie

Positiv/Negativ Symptomatik / Symptomatik nach Bleuler

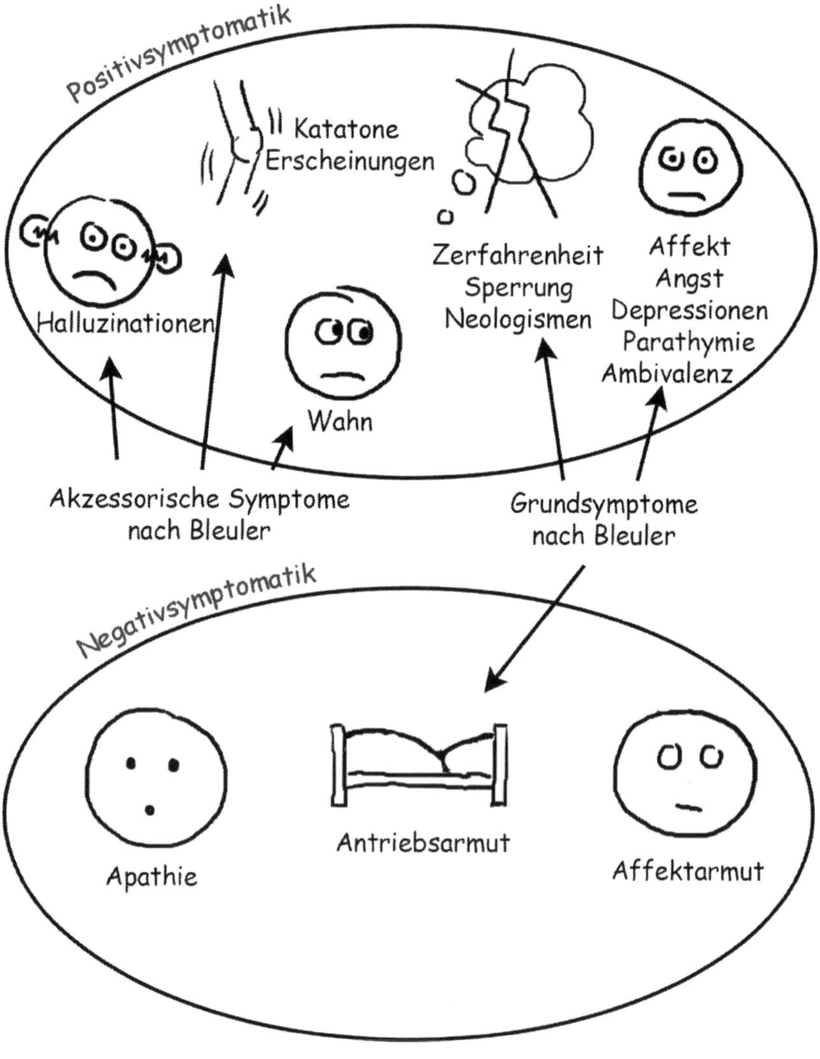

- nach Schneider (Augenmerk auf das innere Erleben)
    - Symptome 1. Ranges:
        - Gedankenlautwerden, akustische Halluzinationen, Gedankenentzug, Gedankenausbreitung, Wahnwahrnehmung
    - Symptome 2. Ranges:
        - Wahneinfall, Ratlosigkeit, depressive oder frohe Verstimmungen
    - Schizophrene Ausdrucksstörungen (nach Huber, in Anlehnung an Schneider):
        - Formale Denkstörungen (Zerfahrenheit, Sperrung, etc.), katatone Störungen (Sperrung/Erregung), Affektive und Kontaktstörungen (depressiv, instabil, parathym, autistisch, enthemmt, manieriert etc.)

Schneider (Inneres Erleben der Schizophrenie)

1. Rang

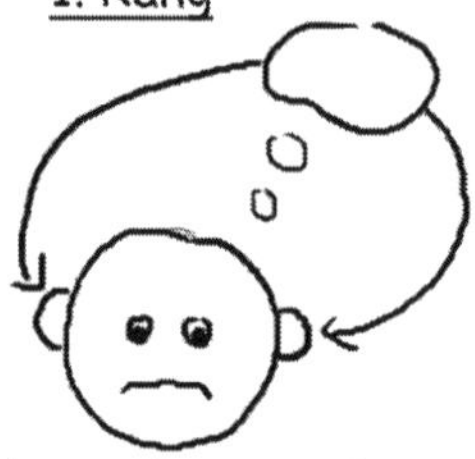

Gedankenlautwerden

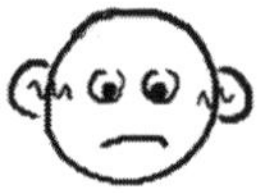

Akustische Halluzinationen

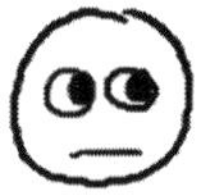

Wahnwahrnehmung

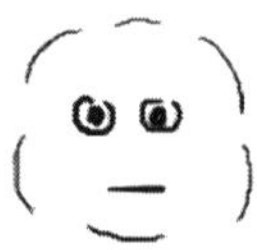

Gedankenentzug, -eingabe, -ausbreitung

2. Rang

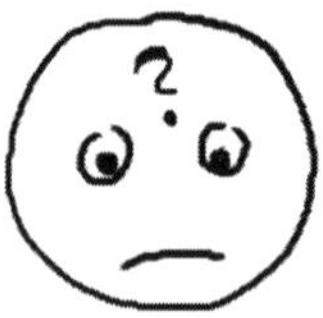

Ratlosigkeit

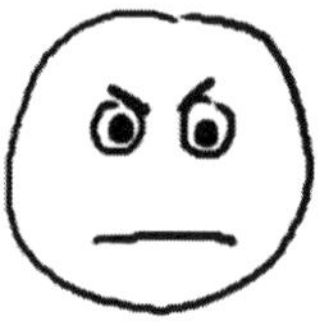

Wahneinfall

Depressive oder frohe Verstimmung

Schizophrene Ausdrucksstörungen

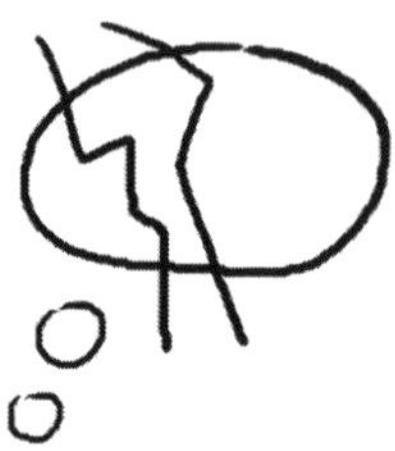

Denkstörungen

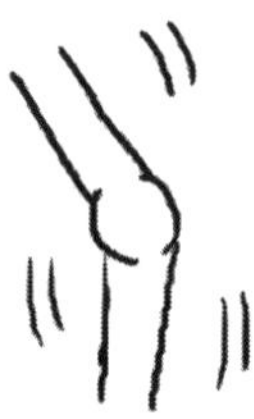

Katatone Erscheinungen

Depressiv

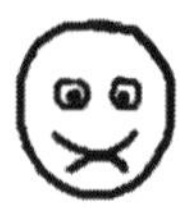

Ambivalenz

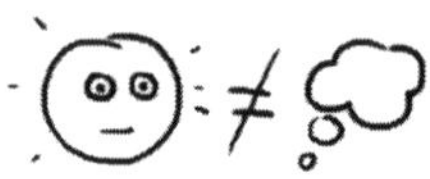

Parathymie

Affektive Störungen
Kontaktstörungen

Differenzialdiagnose

Hinter der äußeren Erscheinung einer Schizophrenie könnte sich auch verbergen: organische Erkrankungen (Hirntumoren, Hirngefäßprozesse, entzündliche Hirnprozesse, schwere Stoffwechsel- und Hormonstörungen), die schizoaffektive Störung (depressive, manische, schizophrene Symptome), ein Substanzmittelmissbrauch oder -entzug, eine wahnhafte Störung, die schizotype Störung (nicht so schwer), die schizophrenieforme Erkrankung (nicht so lange), oder Persönlichkeitsstörungen (schizoid, paranoid, Borderline). –oid bedeutet „so ähnlich wie“.

2.2.2 Symptome

- Ich-Störungen:
    - Depersonalisation, Derealisation, Fremdbeeinflussungserlebnisse, Gedankenentzug, Gedankenausbreitung, Gedankeneingebung
- Psychomotorische Störungen:
    - Stupor, Mutismus, Katalepsie, katatone Erregung, Negativismus, Befehlsautomatismus, Bewegungsstereotypien, Sperrung

Ankündigungszeichen sind depressive Stimmungen, allgemeiner Interessenverlust, Vernachlässigung der Körperhygiene, Angst, Unruhe, Nervosität, sozialer Rückzug, Schlaflosigkeit, verworrenes Denken und Sprechen.

2.2.3 Syndrome

- paranoide Schizophrenie (Wahn und Halluzinationen, die häufigste Form)
- katatone Schizophrenie (psychomotorische Störungen)
- hebephrene Schizophrenie (manierierte Sprache, formale Denkstörungen, eingeschränktes Sozialverhalten)
- schizophrenes Residuum (chronisch ohne Akutsymptome)
- Schizophrenia simplex (Nur Grundsymptome nach Bleuler, schleichend)

2.3 Wahn

Wahn - die inhaltliche Denkstörung

Mit Wahn bezeichnet man eine inhaltlich falsche Überzeugung über die Realität, an der der Betroffene – entgegen der bisherigen Erfahrung oder der objektiv nachprüfbaren Realität – unverrückbar festhält und die lebensbestimmend wird. Wahn ist also zunächst ein Erkrankungszeichen, dem verschiedene Erkrankungen und Ursachen zugrunde liegen können. Er kann auftreten bei Schizophrenie, Wahnerkrankung, Depression, Manie, Delir, Demenz oder Alkoholabhängigkeit.

Wahn-Ursachen

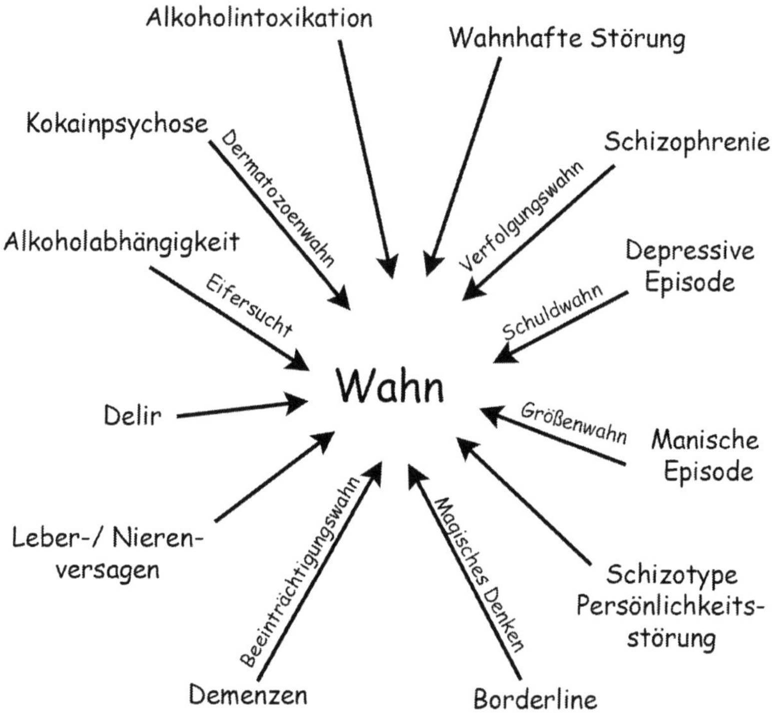

Wichtige Begriffe sind hier auch

- Wahnstimmung (meist angstvoll und argwöhnisch, mit dem Gefühl des Unheimlichen, Sonderbaren)
- Wahnarbeit (die falschen Überzeugungen werden in ein System eingearbeitet)
- Wahnsystem (auch Wahngebäude, Verknüpfung der einzelnen Wahnsymptome)
- Wahnwahrnehmung (Reale, richtige Wahrnehmung, falsche Bedeutung darüber ohne den Standpunkt verändern zu können) und
- Bedeutungserleben (Zufällige Ereignisse werden als bedeutend für die eigene Person erlebt, oft bei Beginn von schizophrenen Erkrankungen).

Die verschiedenen Arten des Wahns sind

- Beziehungswahn (Bedeutungserleben, zu Beginn von Schizophrenien, organische Psychosen, affektive Störungen)
- Beeinträchtigungswahn (Bedeutungserleben gegen die eigene Person, bei Psychosen älterer Personen)
- Verfolgungswahn (Steigerung des Beeinträchtigungswahns, bei Schizophrenien)
- Eifersuchtswahn (Alkoholismus, Psychosen älterer Personen, Schizophrenie)

- Größenwahn (Manie, Schizophrenie, organische Psychosen)
- Nichtigkeitswahn (Gefühl der Wert- und Bedeutungslosigkeit, schwere Depression)
- Nihilistischer Wahn (Alles ist verloren, schwere Depression, selten Schizophrenie und organische Psychosen)
- Hypochondrischer Wahn (schwere Depression)
- Schuldwahn (typisch für schwere Depression)
- Verarmungswahn (typisch für schwere Depression)
- Querulantenwahn (gekränktes Rechtsempfinden, bei starren Charakterzügen)
- Liebeswahn (Überzeugung, von einer bestimmten Person geliebt zu werden)
- Doppelgängerwahn
- Symbiontischer Wahn (Nahestehende Person übernimmt die Ideen des Wahnkranken)
- Dermatozoenwahn (Tierchen leben in der Haut, bei älteren Personen)

2.4 Depression

Depression ist die am häufigsten vorkommende psychische Erkrankung mit einem Life-time-Risiko von 25%. Es ist eine Erkrankung vor allem des Affekts und des Antriebs (affektive Störung). Gedrückte Stimmungslage, Interessen- und Freudlosigkeit sowie Antriebslosigkeit und gesteigerte Ermüdbarkeit sind die Kernsymptome der Depression nach ICD-10. Ähnlich wie bei der Schizophrenie sterben etwa 10-15% der Erkrankten am Suizid, wobei die Hälfte aller Suizide in Deutschland (11.000 jährlich) eine depressive Vorgeschichte aufweisen. 25% der Erkrankten machen Suizidversuche, 70% haben Suizidgedanken. Meist tritt die Depression im Alter von 30 bis 45 Jahren auf. Bei Frauen wird häufiger als bei Männern eine Depression diagnostiziert, bei Männern ist allerdings die Dunkelziffer höher. Allgemein nimmt man an, dass jede zweite Depression nicht diagnostiziert wird.

Als Ursachen sieht man eine Störung der Neurotransmitter im Gehirn, vor allem von Serotonin und Noradrenalin, mit einer genetischen Prädisposition. Auch kritische Lebensereignisse, Stress, chronobiologische Faktoren (z.B. Menopause) und organische Erkrankungen wie Parkinson, Demenzen, Hypothyreose, Diabetes, Krebs oder Aids sowie Medikamente (Kortison, Pille, Antibiotika, blutdrucksenkende Mittel) können zu depressiven Symptomen führen. Weitere typische Symptome für Depressionen sind Suizidgedanken, Schlafstörungen, Morgentief, wahnhafte Schuldgefühle sowie Appetit- und Libidoverlust. Weitere Symptome für eine durch Parkinson und Demenz verursachte Depression sind Aggressivität und Wut, bei Schilddrüsenproblemen kommt es oft zur Gewichtszunahme, bei Diabetes zu unlöschbarem Durst.

Besondere Arten der Depression sind die agitierte Depression (Die “Jammerdepression”: körperlich extrem unruhig, ängstlich und klagend, mit hohem Suizidrisiko), die larvierte Depression (Körperliche Symptome wie Kopfschmerzen, Rückenschmerzen, Verstopfung oder Unterleibsbeschwerden überwiegen, Tagesschwankungen und Schlafstörungen sind aber auch enthalten. Schwer zu diagnostizieren) und die Rapid Cycler (schnell wechselnde depressive und/oder manische Phasen, mindestens 4 im Jahr).

Die Krankheit tritt in Phasen auf. Gibt es auch manische Phasen, spricht man von der bipolaren Störung, im Gegensatz zum unipolaren Verlauf, bei dem entweder nur depressive oder nur manische Phasen auftreten. 2/3 aller Depressionen sind allerdings depressiv unipolar.

Depressionen sind gut behandelbar, vor allem mit Antidepressiva und Phasenprophylaktika. Neuroleptika werden nur bei schwerer Wahnsymptomatik gegeben. Leider haben besonders die trizyklischen Antidepressiva starke Nebenwirkungen wie Mundtrockenheit, Verstopfung, innere Unruhe, niedrigen Blutdruck und Müdigkeit. Selektive Serotonin-Wiederaufnahmehemmer verursachen nur anfängliche Magen-Darm-Probleme. Antidepressiva wirken erst nach einigen Wochen. Besondere Vorsicht ist wegen der Antriebssteigerung, die vor der Stimmungsaufhellung eintritt, geboten: Es besteht erhöhte Suizidgefahr.

Auch bewährt haben sich die Verhaltenstherapie, Hypnotherapie nach Erickson, Schlafentzugstherapie, Lichttherapie, Elektrokonvulsionstherapie und Ergotherapie.

Leichte Depressionen (mit einem konkreten Auslöser) müssen nicht abgegeben werden.

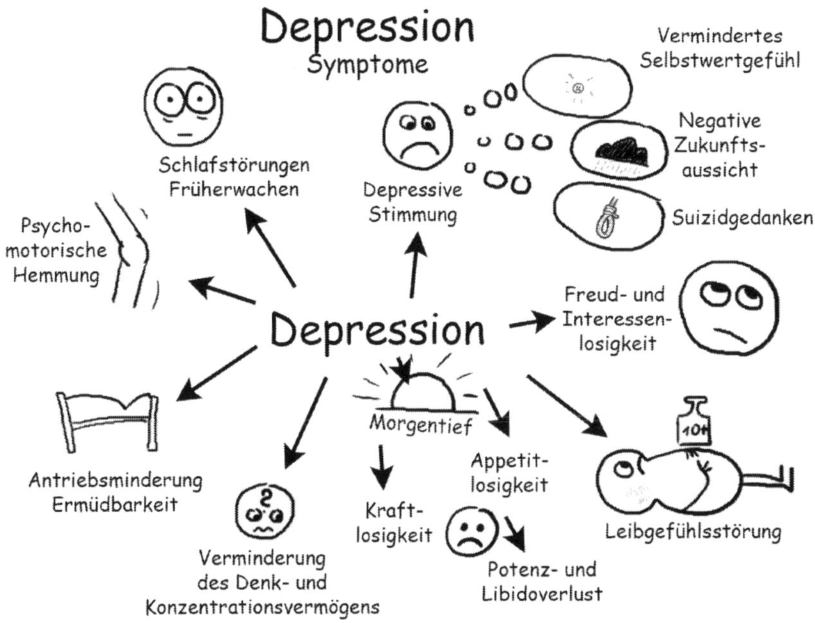
Depression
Symptome
Vermindertes Selbstwertgefühl
Negative Zukunftsaussicht
Suizidgedanken
Schlafstörungen Früherwachen
Depressive Stimmung
Psychomotorische Hemmung
Depression
Freud- und Interessenlosigkeit
Morgentief
Antriebsminderung Ermüdbarkeit
Appetitlosigkeit
Kraftlosigkeit
Leibgefühlsstörung
Verminderung des Denk- und Konzentrationsvermögens
Potenz- und Libidoverlust

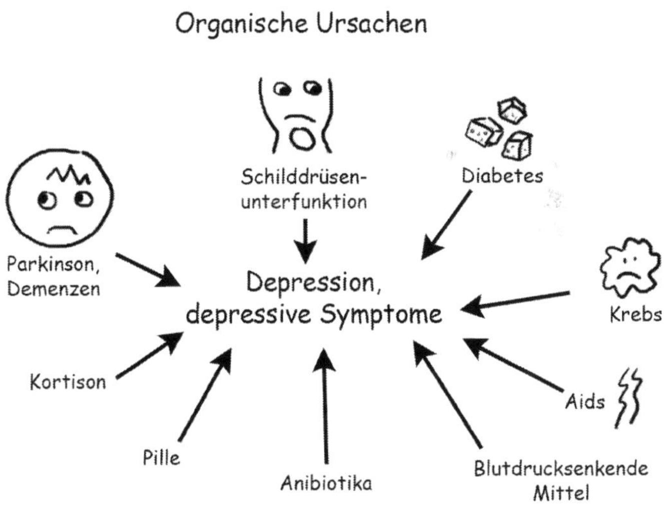
Organische Ursachen
Schilddrüsenunterfunktion
Diabetes
Parkinson, Demenzen
Depression, depressive Symptome
Krebs
Kortison
Aids
Pille
Anibiotika
Blutdrucksenkende Mittel

Therapie der Depression

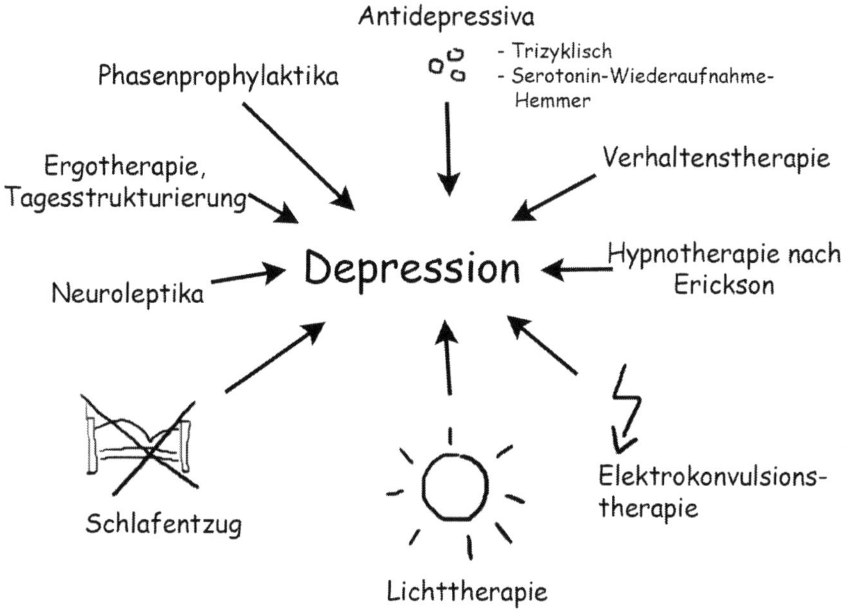

2.4.1 Diagnose

Nach dem triadischen System wurden Depressionen eher nach ihren Ursachen unterteilt in:

- Exogene Depression (z.B. aufgrund einer Schilddrüsen-unterfunktion)
- Endogene Depression (Morgentief, nicht ablenkbar)
- Psychogene Depression (ablenkbar, eher Abendtief).

Die Einteilung nach ICD-10 geht eher von Symptomen und Schweregrad aus. Zuerst werden die Symptome in Haupt- und Zusatzsymptome unterteilt:

- Hauptsymptome:
  - Depressive Stimmung
  - Freudlosigkeit / Interessenverlust
  - verminderter Antrieb / gesteigerte Ermüdbarkeit
- Zusatzsymptome:
  - Vermindertes Denk-/Konzentrationsvermögen
  - Vermindertes Selbstvertrauen und Selbstwertgefühl
  - Schuldgefühl, Wertlosigkeitsgefühl
  - Psychomotorische Agitiertheit / Hemmung
  - Negative Zukunftsperspektiven

- Suizidgedanken oder suizidale Handlungen
- Schlafstörungen jeder Art
- Appetitverlust
- „Somatische“ Symptome
- Interessenverlust, Verlust der Freude an normalerweise angenehmen Aktivitäten
- Mangelnde Fähigkeit, auf sonst freudige Ereignisse emotional zu reagieren
- Früherwachen
- Morgenstimmungstief
- Psychomotorische Hemmung oder Agitiertheit
- Deutlicher Appetitverlust
- Deutlicher Libidoverlust
- Leibgefühlsstörungen
- Gefühl der Kraftlosigkeit (Störung der Vitalität)

Das Ergebnis bestimmt dann die Diagnose:

- Depressive Episode, leicht: 2 Hauptsymptome + 2 Zusatzsymptome / 4 somatische Symptome
- Depressive Episode, mittel: 2 HS + 3-4 ZS / 4 somatische Symptome
- Depressive Episode, schwer: 3 HS + 4 oder mehr ZS mit oder ohne psychotische Symptome

Eine depressive Episode muss mindestens 2 Wochen andauern, um als eine solche zu gelten.

Die Dysthymia ist eine chronische, in der Regel mindestens 2 Jahre anhaltende, milde depressive Verstimmung, die zu keiner Zeit oder nur selten die Kriterien für eine leichte depressive Episode erfüllt.

2.4.2 Symptome

Depressive Symptome:

- Affekt: traurige Verstimmtheit, Gefühl der Gefühllosigkeit wird erlebt und erlitten, emotionale Unbeteiligtheit, Gefühlsarmut, Sinn- und Hoffnungslosigkeit, schwere Schuldgefühle, existenzielle Angst
- Psychomotorik/Antrieb: Antriebsminderung, dabei häufig innere Unruhe, Getriebenheit
- Zirkadiane Besonderheiten: Morgentief, mit Grübelneigung
- Formale Denkstörungen: Denkhemmung bis zur depressiven Pseudodemenz, Grübelzwang
- Inhaltliche Denkstörungen: Wahnerleben (Schuld-, Kleinheits-, Nichtigkeits-, Verarmungs-, Versündigungswahn und hypochondrischer Wahn)
- Vitalstörungen/vegetative Störungen: Schwere oder Druck im Brustbereich, Einschlaf- / Durchschlafstörungen, Früherwachen, Libido- / Potenzverlust, Gewichtsabnahme

- Suizidalität: Suizidgedanken
- (Oft: Alphawellen bleiben auch bei geschlossenen Augen)

Manische Phasen zeichnen sich aus durch lockere Assoziation, Ideenflucht, keine Krankheitseinsicht, vermindertes Schlafbedürfnis, Aggressivität, Gereiztheit, Euphorie, Antriebssteigerung mit den psychotischen Symptomen Größenwahn und Weltrettungswahn aus. Das Verhalten ist stark selbstgefährdend.

2.4.3 Beratung

Obwohl der Heilpraktiker eine Depression i.d.R. nicht behandeln, kann es durchaus vorkommen, dass er, vielleicht auch von Angehörigen, um Ratschläge gebeten wird. Ratschläge für den Klienten können sein:

- Die Medikamente regelmäßig einzunehmen
- Darauf zu vertrauen, dass die Depression eine häufige Krankheit und gut behandelbar ist
- Es mit kognitiver Verhaltenstherapie zu versuchen
- Wichtige Entscheidungen nicht in der depressiven Phase zu treffen
- Für eine gute Tagesstrukturierung zu sorgen

Die Suizidgefahr muss auf jeden Fall angesprochen werden!

Familienmitgliedern kann man noch empfehlen, depressives

Verhalten möglichst zu ignorieren und gutes Verhalten rückmeldend wahrzunehmen.

2.5 Angststörungen

In der etwas älteren und nicht mehr gern benutzen Unterteilung psychischer Störungen in Psychosen und Neurosen werden Angststörungen zu den Neurosen gezählt, im Gegensatz zu den Psychosen, zu denen die organisch bedingten Störungen, die Schizophrenie und die (schwere) Depression gehören. Während bei den Psychosen die ganze Welt aus Sicht des Betroffenen irgendwie nicht mehr richtig funktioniert, ist bei der Neurose ein bestimmter, für den Betroffenen sichtbarer Bereich problembehaftet. Die psychodynamische Erklärung für Neurosen ist ein reaktualisierter Trieb-Abwehr-Konflikt, aus lerntheoretischer Sicht handelt es sich um Fehlverhalten durch Fehlkonditionierung.

Das Life-time-Risiko, an einer Angststörung zu erkranken, beträgt ungefähr 10%, womit diese Störung nach den Depressionen die zweithäufigste psychische Erkrankung ist. Das typische Erkrankungsalter ist 15 bis 35 Jahre, wobei Frauen häufiger betroffen sind. Bei der Hälfte besteht zusätzlich eine Depression, 15% begehen Selbstmordversuche.

Eigentlich ist Angst eine physiologische Anpassungsleistung, hat eine Warnfunktion und erhöht die Aufmerksamkeit und Handlungsbereitschaft. Sie ist somit eine überlebensförderliche Reaktion auf gefährliche Situationen. Hauptkriterium für die Diagnose einer Angststörung ist das Fehlen einer Gefahrensituation.

Man unterscheidet die Phobien, bei denen es eindeutige Auslöser gibt (z.B. Agoraphobie, Sozialphobie, spezifische Phobie), die Panikstörung und die generalisierte Angststörung. Agoraphobie ist die Angst, eine Situation nicht schnell genug verlassen zu können. Bei der soziale Phobie geht es um Angst vor Kritik, bei der spezifischen Phobie um einen ganz bestimmten Auslöser wie Spinnen oder große Höhen. Bei der Panikstörung beziehen sich die Angstattacken nicht auf bestimmte Situationen. Bei der generalisierten Angststörung handelt es sich um ein chronisches Leiden unter erhöhtem Angstlevel: Befürchtungen, Anspannung, vegetative Übererregung (Schwitzen, beschleunigter Herzschlag, trockener Mund) und Nervosität.

Angst macht sich durch körperliche Symptome wie Zittern, Schwitzen, Herzklopfen und psychische Symptome wie Derealisation, Depersonalisation, Angst, verrückt zu werden, die Kontrolle zu verlieren oder zu sterben bemerkbar. Eine Angststörung kann zu schweren Beeinträchtigungen bei der Bewältigung des Alltags führen, wie z.B. zur Berufsunfähigkeit, oder dass man sein Haus nicht mehr verlassen bzw. bestimmte Dinge nicht mehr allein erledigen kann.

Zu den Ursachen nennt das verhaltentherapeutische Erklärungsmodell Erwartungsangst, Generalisierung und Verstärkung, das tiefenpsychologische Erklärungsmodell Regression und Projektion. Es gibt aber auch neurobiologische Einflussfaktoren, die die Entstehung einer Angsterkrankung begünstigen. Es gibt viele organische Ursachen, die zu Angstsymptomen führen können: Herzinsuffizienz, das Delir, Hyperthyreose, Diabetes (Unterzuckerung), Herz-Kreislaufprobleme, Herzrhythmusstörungen, PMS, Wechseljahre, Hirndruckerhöhung, Minderdurchblutungen des Gehirns, Herzinfarkt.

Bei Angststörungen hat sich die kognitive Verhaltenstherapie bewährt, vor allem die Reizkonfrontation bei Phobien. Auch Hypnotherapie, Entspannungstechniken und Psychopharmaka wie Antidepressiva, Tranquilizer oder Neuroleptika können helfen. In der tiefenpsychologisch orientierte Psychotherapie sollen zugrunde liegender Konflikte bewusst gemacht und das Ich gestärkt werden.

Vorsicht bei Genussmitteln und Medikamenten: Nikotin und Koffein z.B. können Angstanfälle auslösen.

2.5.1 Diagnose

- Organische Erkrankungen wie Überfunktion der Schilddrüse, Diabetes, Herz-Kreislauf und hirnorganische Erkrankungen wie Epilepsie müssen zuerst abgeklärt werden.
- Bei einer gleichzeitige Depressionen ist für die Definition nach ICD-10 wichtig, was zuerst da war.
- Wenn das Bewusstsein, das die Angst übermäßig und unbegründet ist, fehlt, könnte es sich um eine Schizophrenie handeln.
- Auch bei Abhängigkeitserkrankungen, Demenzen und posttraumatischen Belastungsstörungen (PBS) können Symptome wie bei einer Angststörung auftreten. Bei der PBS gibt es ein bestimmtes Ereignis als Auslöser.

2.5.2 Symptome

- Körperliche Symptome: Herzklopfen, beschleunigter Pulsschlag, Herzrasen, Schwitzen, Zittern, Atemnot, Erstickungsgefühle, Schmerzen oder Beklemmungen in der Brust, Mundtrockenheit, Übelkeit, Schwindel, Benommenheit, Hitzewallungen, Kälteschauer, Taubheit, Kribbeln, Schwächegefühl
- Psychische Symptome: Derealisation, Depersonalisation, Angst, die Kontrolle zu verlieren / verrückt zu werden / zu sterben
- Soziale und gesundheitliche Folgen: Unfähigkeit, bestimmte Dinge alleine zu tun, Berufsunfähigkeit, starke Abhängigkeit von Bezugspersonen, Depressionen, Substanzmissbrauch

Der Verlauf ist chronisch, wellenförmig in der Schwere.

2.6 *Zwänge*

Zwangsstörungen werden in der ICD-10 unter den neurotischen Störungen geführt. Sie sind definiert durch einen inneren Drang, bestimmte Dinge zu tun oder zu denken, obwohl man sich ihrer Übertriebenheit und Sinnlosigkeit bewusst ist. Beim Versuch, sich den Zwängen zu widersetzen, tritt starke innere Spannung auf.

Mit einem Life-time-Risiko von 2% gelten Zwangsstörungen als die vierthäufigste psychische Erkrankung, oft betrifft sie Alleinstehende und oft geht sie mit Depressionen einher. Zwänge beginnen typischerweise in der Pubertät bzw. im jungen Erwachsenenalter, mit Tendenz zu chronifizieren und sich auszubreiten, oft mit depressiven Symptomen und Suizidgefahr. Sie vereinnahmen einen Großteil des Tages und können zu Suizidgefahr und sozialem Rückzug führen.

Es gibt Zwangsgedanken (Zwangsbefürchtungen, Zwangsimpulse, Grübelzwang) und Zwangshandlungen (Waschzwang, Kontrollzwang, Ordnungszwang, Wiederholungszwänge, Dermatillomanie, Trichotillomanie), am häufigsten sind Wasch- und Kontrollzwänge.

Die kognitive Verhaltenstherapie hat sich bei der Behandlung von Zwangsstörungen bewährt, hauptsächlich das Expositionstraining (= Konfrontationstherapie) und die kognitive Therapie. Auch Antidepressiva, Familientherapie und Selbsthilfegruppen können helfen. Bei vielen Zwankskranken ist zusätzlich noch ein soziales Kompetenztraining angezeigt. Eine psychodynamische Therapie ist nicht wirksam.

Aus lerntheoretischer Sicht entwickelt sich die Zwangshandlung, weil sie die Angst vermindert. Kognitive Aspekte, also die Art zu Denken, spielen bei den Ursachen auch eine Rolle: die Überzeugung von Verantwortlichkeit, Schuld, Unsicherheit, Zweifel und negativem Ausgang. Neurobiologisch lassen sich Veränderungen in den Basalganglien, im limbischen System, im Frontalhirnlappen und in der Serotoninverteilung nachweisen. Auch ein genetisch verursachter Faktor wird vermutet. Psychodynamisch erklärt sich der Zwang durch ein strenges Über-Ich mit Angst vor unangepasstem seelischem Verhalten.

2.6.1 Diagnose

Gemäß ICD-10 gelten folgende diagnostische Leitlinien: Die Zwänge müssen vom Patienten als seine eigenen erkannt werden. Er muss mindestens gegen einen Zwang noch Widerstand leisten. Der Zwangsgedanke oder die Zwangshandlung dürfen nicht an sich angenehm sein. Die Zwangssymptome müssen sich in zutiefst unangenehmer Weise wiederholen und die Symptomatik muss über mindestens 14 Tage an den meisten Tagen bestehen.

Eine Zwangsstörung bringt also großes psychisches Leiden mit sich, ist zeitraubend, Tagesablauf und berufliche Leistungen sind beeinträchtigt.

Abzugrenzen von Angststörungen (keine Zwangshandlung), Wahn (kein Sinnlosigkeitsbewusstsein), Depression (oft gemischt) und der anankastischen Persönlichkeitsstörung (ordentlich, aber keine Zwangshandlungen / Zwangsgedanken, kein Sinnlosigkeitsbewusstsein)

2.7 Dissoziative Störungen

Teilweise oder vollständige Entkopplung von seelischen oder körperlichen Vorgängen, z.B. Körperteilen oder Erinnerungen. Ein psychischer Konflikt wird in körperliche Symptome umgesetzt, es gibt keinen Befund. Oft Lähmungen einzelner Gliedmaßen. Verdacht auf neurologische Störung liegt nahe. Es wird ein primärer oder sekundärer Krankheitsgewinn erzielt.

Eindeutig psychogen, erscheint plötzlich durch Stress ausgelöst, selten chronisch.

Dissoziative Symptome: Amnesie, Fugue, Stupor, Trance, Bewegungsstörungen, Krampfanfälle (ohne Bewusstseinsverlust oder Harnabgang wie bei der Epilepsie), Empfindungsstörungen, Ganser-Syndrom, multiple Persönlichkeitsstörungen.

Dissoziative Störungen (Konversionsstörungen)

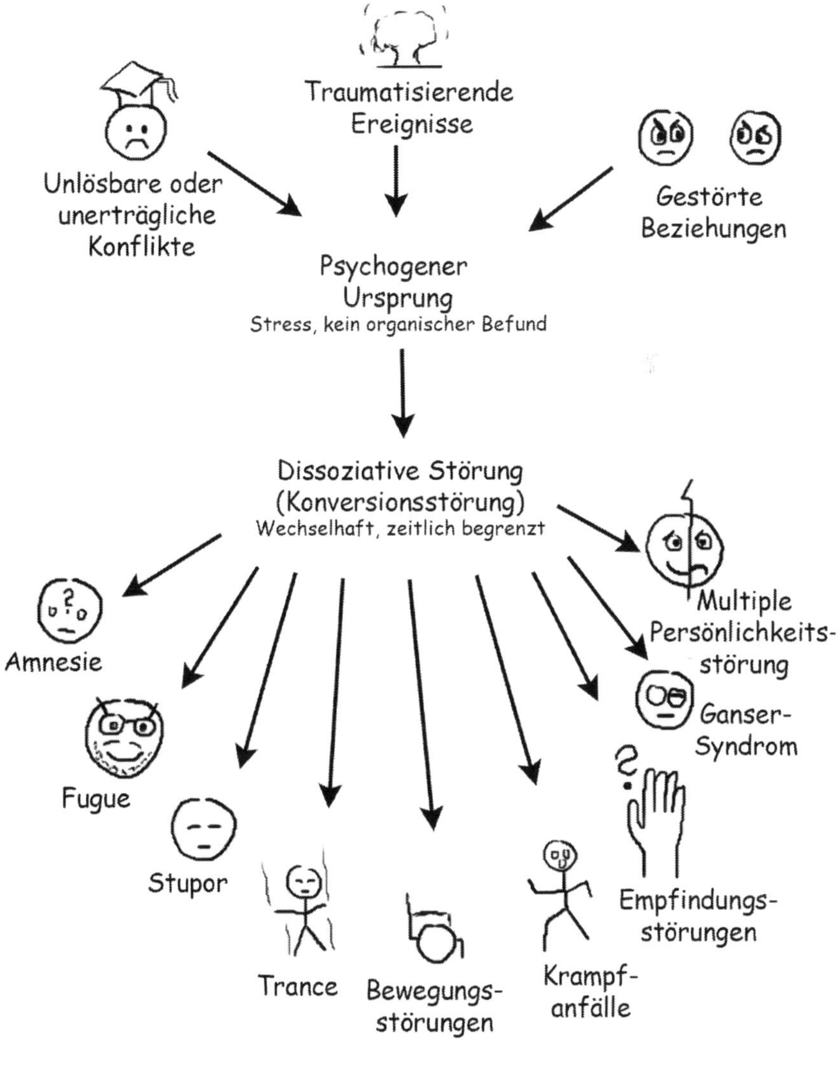

2.8 Somatoforme Störungen

Somatoforme Störungen sind organische Erkrankungen (ohne Organveränderungen), die auf psychischen Störungen beruhen. Untersuchungen zufolge leiden 5-20% aller Patienten in Arztpraxen und 17-30% in Krankenhäusern in erster Linie unter einer somatoformen Störung. Sie ist eine häufig auftretende Störung (4-11% der Bevölkerung), beginnt meist vor dem 20. Lebensjahr und hat einen chronischen Verlauf.

Ursachen sind chronische Überforderung, psychosozialer Stress, Organschwäche, Identifizierung, Modelllernen und eine Verminderung der Fähigkeit, Gefühle wahrzunehmen oder auszudrücken.

2.8.1 Symptome

- Somatisierungsstörung:
  - Mind. 2 Jahre, Beschwerden betreffen mehrere Organsysteme, fast nur Frauen, Verdauungstrakt, Herz-Kreislauf, Urogenitalsystem, Rücken-, Gelenk-, Kopfschmerzen
- Hypochondrische Störung:
  - Mind. 6 Monate, Überzeugung, an einer schweren Krankheit zu leiden, normale Körperempfindungen werden fehlinterpretiert
- Somatoforme autonome Funktionsstörung:
  - Nur ein Organsystem ist betroffen, sonst ähnlich der Somatisierungsstörung

- Somatoforme Schmerzstörung:
    - Mind. 6 Monate starke Schmerzen ohne organische Ursache, häufigste Untergruppe

2.8.2 Diagnostik

Tritt häufig mit Depression und Angststörungen auf. Abzugrenzen von einer larvierten Depression.

2.8.3 Therapie

Dem Klienten soll ein angemessenes Erklärungsmodell geliefert werden, indem das organmedizinische Modell durch eins ersetzt wird, das biologische, soziale und seelische Faktoren berücksichtigt.

Psychoanalyse (Was will der Schmerz sagen?), kognitive Verhaltenstherapie, Körperpsychotherapie, Hypnotherapie, Entspannungstechniken.

Somatoforme Störungen

Organische Erkrankungen ohne Organveränderung aufgrund von psychischen Störungen

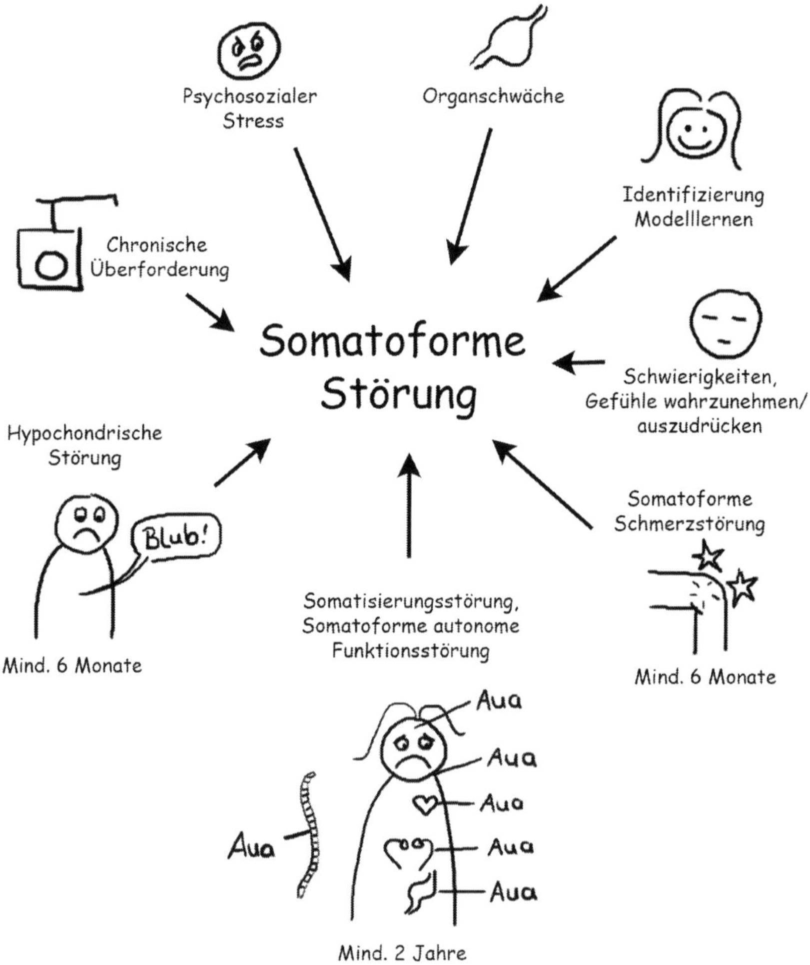

2.9 Psychosomatische Störungen

Psychosomatische Störungen im engeren Sinne sind psychische Störungen, die zu Organveränderungen führen. Dazu gehören:

- Magen- und Zwölffingerdarmgeschwüre
- Colitis Ulcerosa (entzündliches Dickdarmgeschwür)
- Morbus Crohn
- Asthma Bronchiale
- Essentielle Hypertonie
- Neurodermitis
- Hyperthyreose (Schilddrüsenüberfunktion)
- Rheumatoide Arthritis
- Bandscheibenvorfälle

Die psychische Ursache der genannten Erkrankungen wird durchaus kontrovers diskutiert. Die Ursache von Magen- und Zwölffingerdarmgeschwüren z.B. ist seit der Entdeckung des Erregers Helicobacter pylori wieder unklar.

Psychosomatische Störungen im weiteren Sinne sind alle Erkrankungen, die zu somatischen Veränderungen führen:

- Ausdruckskrankheiten (Konversionen)
- Somatoforme Störungen
- Somatopsychische Krankheiten.

Psychosomatische Krankheitsbilder mit Organveränderung

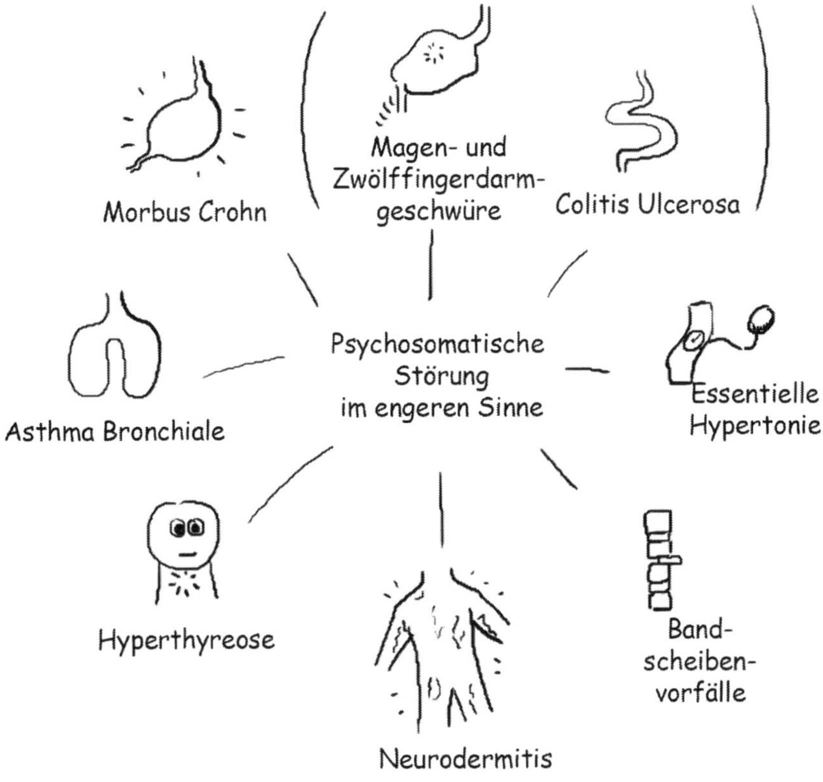

2.10 Persönlichkeitsstörungen

Extremvarianten menschlicher Besonderheit und Vielfalt. Übermäßig starke Ausprägung von Persönlichkeitsmerkmalen mit hohem Leidensdruck und sozialen Beeinträchtigungen. Deutliche Leistungseinbußen im privaten, sozialen und beruflichen Bereich. Gehört zur Person, ist schwierig zu behandeln, die Messlatte für die Diagnose ist auch kulturell bedingt verschieden.

Häufigkeit 5-15% der Bevölkerung, 30-40% in psychiatrischen Kliniken. Beginnend (definitionsgemäß) in der Adoleszenz, konstant im Verlauf, gekennzeichnet durch unflexibles Verhalten, wird vom Betroffenen nicht als übertrieben oder sinnlos angesehen wie bei neurotischen Störungen. Es besteht eine hohe Komorbilität mit Angststörungen, Depressionen, Essstörungen, Abhängigkeitserkrankungen und somatoformen Störungen.

Die Diagnose erfolgt über die Auswirkungen, durch lange Beobachtung, Fremdanamnese oder Tests.

Die Therapie erfolgt Ich-stärkend, über soziales Kompetenztraining, aber weniger aufdeckend.

Als Ursache nennt man multifaktorielles Geschehen bzw. durch positive/negative Verstärkung und Modelllernen entwickelte genetisch angelegte Verhaltensweisen.

In ihrer Schwere wird sie zwischen Psychose und Neurose eingestuft.

2.10.1 Paranoide PS

Handlungen werden als absichtlich erniedrigend oder bedrohlich interpretiert

Kennzeichnende Eigenschaften: Misstrauisch, argwöhnisch, grollend, rechthaberisch, kränkbar, eifersüchtig, empfindlich gegenüber Ablehnung und Misserfolg

2.10.2 Schizoide PS

Gleichgültig gegenüber sozialen Beziehungen, eingeschränkte emotionale Erlebnis- / Ausdrucksfähigkeit

Kennzeichnende Eigenschaften: Verletzbar, empfindlich, distanziert, kühl, affektarm, kontaktgehemmt, Beziehungsmangel, freudlos, einzelgängerisch, Fantasie liebend, exzentrisch, Defizite im Erkennen und Befolgen gesellschaftlicher Regeln

2.10.3 Dissoziale PS

Verantwortungsloses, antisoziales Verhalten

Kennzeichnende Eigenschaften: Missachtet soziale Regeln, leicht aggressiv, gewalttätig oder kriminell, unfähig auf die Gefühle anderer einzugehen, kein Schuldbewusstsein, längerfristig beziehungsunfähig

2.10.4 Emotional instabile PS

Impulsausagierend ohne Konsequenzen zu berücksichtigen, instabile Beziehungen, rasch wechselnde Stimmungen

Kennzeichnende Eigenschaften impulsiver Typ: unangemessene starke Affektausbrüche, mangelnde Impulskontrolle, planungsunfähig

Borderline Typ: Unbeständigkeit des Selbstbildes, instabile Beziehungen zwischen Idealisierung und Abwertung, Stimmungsschwankungen, Gefühl der Leere und Langeweile, verzweifelte Bemühungen nicht allein zu sein, Impulsivität mit selbstschädigenden Handlungen („Schnippeln“ zum Spannungs-/Wutabbau), Suizidandrohungen / -Versuche, Wut (zur Diagnose mind. 5 Punkte). Die Welt wird entweder weiß oder schwarz erlebt, Zwischentöne fehlen. Geht oft mit Essstörungen einher.

Eine Theorie zur Entstehung: Bezugspersonen konnten wegen ihrer widersprüchlichen Art (mal liebevoll, mal ablehnend) nicht als ein Objekt internalisiert werden, was wiederum eine innere Spaltung zur Folge hatte.

2.10.5 Histrionische PS

Überdurchschnittliche Emotionalität mit übergroßem Verlangen nach Aufmerksamkeit

Kennzeichnende Eigenschaften: theatralisch, beeinflussbar, gern im Mittelpunkt, selbstbezogen, egozentrisch, manipulativ

2.10.6 Anankastische PS

Perfektionismus und Kontrolle

Kennzeichnende Eigenschaften: starr, pedantisch, angepasst, zweifelnd, vorsichtig, unentschlossen, übertrieben gewissenhaft und perfektionistisch, ständig planend und ordnend, leistungsbezogen, Vernachlässigung von Vergnügen und zwischenmenschlichen Beziehungen. Im Unterschied zur Zwangsstörung wird nicht unter dem Zwang gelitten, sondern unter dem „Anecken" bei anderen

2.10.7 Ängstlich-Vermeidende PS

Anspannung, Besorgtheit, Schüchternheit, Angst vor negativer Beurteilung

Kennzeichnende Eigenschaften: Kritik und Ablehnung fürchtend, Minderwertigkeitsgefühle, Sehnsucht nach Zuneigung und Akzeptiert werden, leicht durch Ablehnung oder Kritik verletzbar

2.10.8 Abhängige PS

Selbstwahrnehmung als hilflose und inkompetente Person

Kennzeichnende Eigenschaften: Entscheidungsunfähig, abhängig, nachgiebig, Angst vor Alleinsein und Verlassen werden, sich schwach fühlend

2.10.9 Narzisstische PS

Großartigkeit

Kennzeichnende Eigenschaften: Bedürfnis nach Bewunderung, emphatielos, wichtig, einzigartig mit instabilem Selbstwertgefühl, ausnutzend, arrogant, überheblich

2.10.10 Schizotype PS

Soziale und zwischenmenschliche Defizite mit Unbehagen in engeren Beziehungen und mangelnde Fähigkeit, diese einzugehen

Kennzeichnende Eigenschaften: seltsame Überzeugungen, magische Denkinhalte, ungewöhnliche Denk- und Sprechweise, argwöhnisch, paranoid, eingeschränkte/unangemessene Gefühlsäußerungen, auffällig, exzentrisch, seltsam, Mangel an Freunden

Persönlichkeitsstörungen

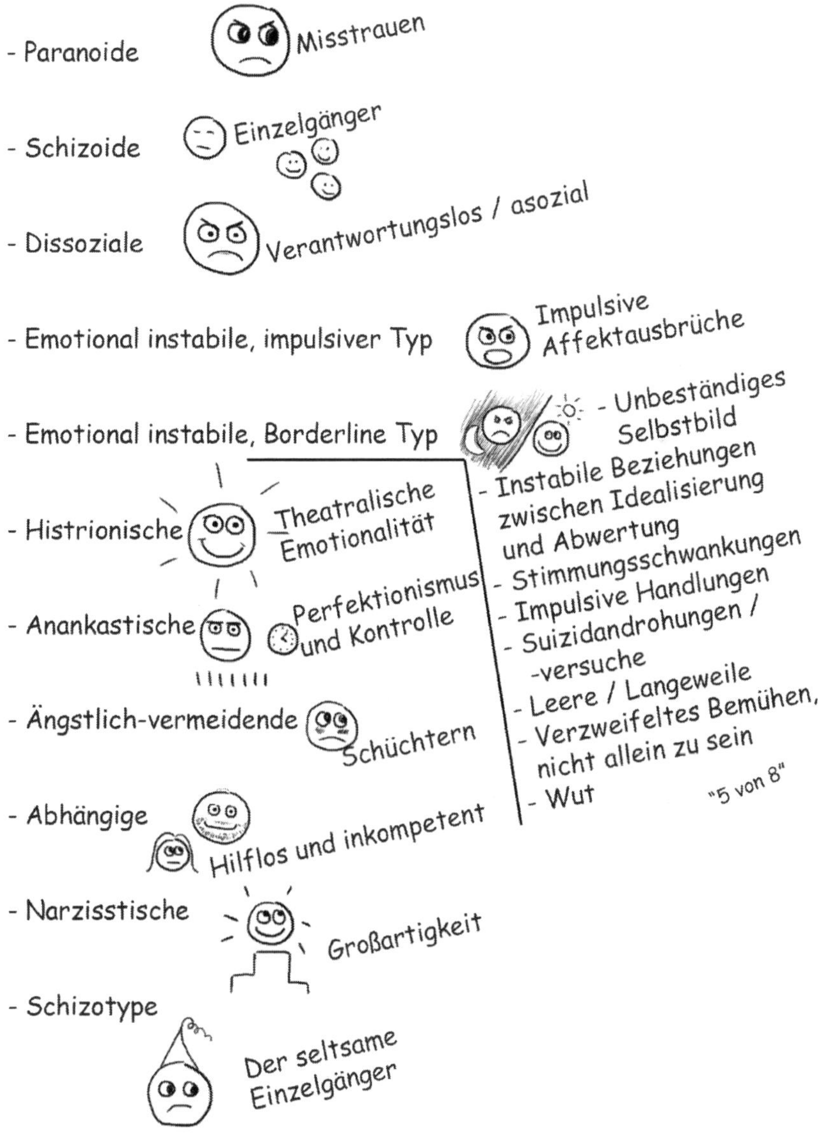

2.11 Abhängigkeit

Der schädliche Gebrauch von Substanzen, der zu körperlichen und seelischen Schäden führen kann. Die Vorstufe zur Abhängigkeit ist der Missbrauch.

Abhängigkeit, früher "Sucht", ist gegeben, wenn mindestens 3 der folgenden Punkte gegeben sind:

- Verlangen
- Kontrollverlust
- Entzugssymptome
- Toleranzentwicklung (Gewöhnung)
- Tagesablauf bestimmend
- Fortsetzung trotz sozialer, körperlicher, psychischer Folgen

Unter psychischer Abhängigkeit versteht man ein übermächtiges Verlangen (Craving). Psychisch abhängig machen z.B. Cannabinoide, Halluzinogene und Lösungsmittel.

Eine körperliche Abhängigkeit ist durch Entzugssymptome und Toleranzentwicklung gekennzeichnet. Körperlich abhängig machen z.B. Alkohol, Opioide, Nikotin und Tranquilizer. Kokain und Amphetamine machen nur selten körperlich abhängig.

In Deutschland gibt es etwa 5% suchtkranke Bürger, davon sind über 60% (2,5 Mio.) alkoholabhängig, der Rest (1,5 Mio.) medikamentenabhängig. Davon drogenabhängig sind nur etwa

2,5% (0,15Mio.).

Das Life-time-Risiko beträgt 5%, 75% der Abhängigen sind Männer.

Im Jahr gibt es 40000 Alkoholtote gegenüber 2000 Drogentoten.

Nichtstoffliche Abhängigkeiten, in der ICD-10 unter Störungen der Impulskontrolle eingeordnet, sind z.B. Spielsucht, Arbeitssucht, Kleptomanie, Pyromanie.

Betroffene Familienmitglieder kann man darauf hinweisen, dass eine Co-Abhängigkeit (Verantwortung übernehmen, entschuldigen, rechtfertigen, Kontrollversuche, verheimlichen gegenüber Dritten) eine Konfrontation und die Suche nach Hilfe verhindert, und dass es Selbsthilfegruppen für Angehörige gibt.

Abhängigkeit

(5% der Bevölkerung, 5 % Lifetime-Risiko)

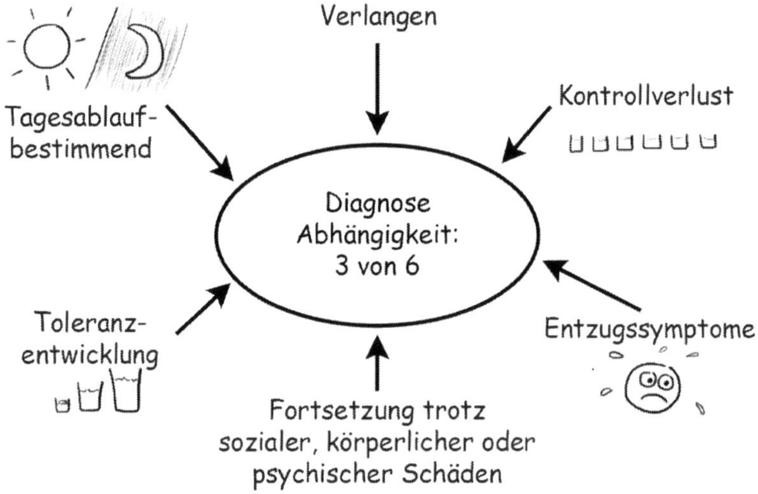

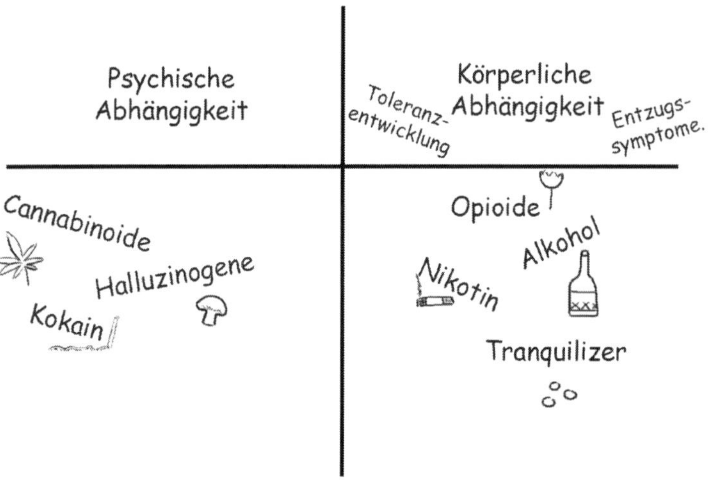

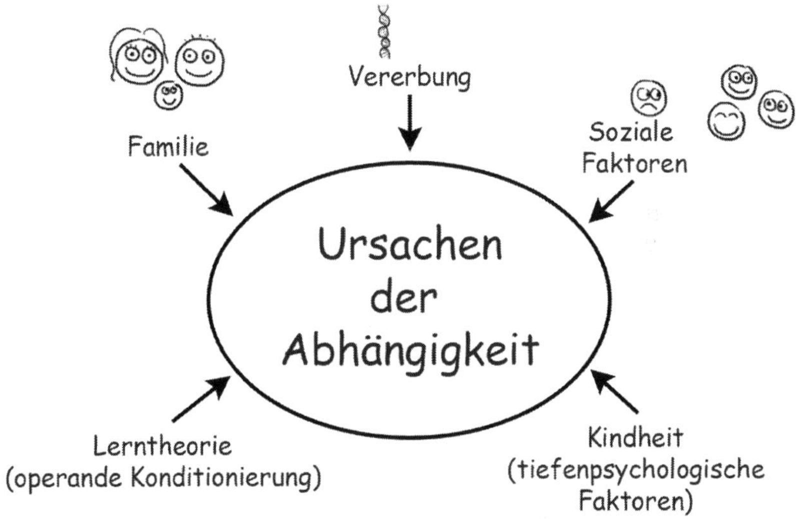
Vererbung
Familie
Soziale
Faktoren
Ursachen
der
Abhängigkeit
Lerntheorie
(operande Konditionierung)
Kindheit
(tiefenpsychologische
Faktoren)

Entzugssymptome

- Schlafstörungen 
- Schwitzen, Zittern, Herzrasen 
- Erbrechen, Durchfall 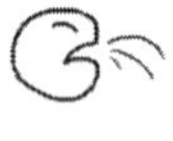
- Unruhe
- Angst 
- Delirium tremens
    - Desorientiertheit 
    - Bewusstseinsstörungen 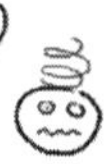
    - Halluzinationen 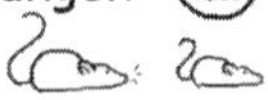
    - Große Unruhe 
    - Hirnkrampfanfälle 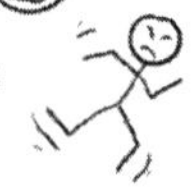

2.11.1 Alkoholabhängigkeit

Wissenswert:

- 30% aller Psychiatrieaufnahmen geschehen wegen Alkoholismus.
- 50% aller Straftaten werden unter Alkoholeinfluss begangen.
- Während man bei Männern eine Schädigung ab 60 g ansetzt, sind es nur 20 bei Frauen.
- Todesursache durch Alkoholismus ist zu 70% wegen Leberzirrhose, 5% wegen Suizid. Es besteht Immer Suizidgefahr!
- Ursachen sieht man in Lerntheorie, Vererbung, familiären Einflüssen und sozialen Faktoren. Es gibt auch tiefenpsychologische Theorien.
- Folge der Alkoholabhängigkeit kann die Wernicke Enzephalopathie (degenerative Erkrankung des Gehirns) sein. Symptome sind Gehirnblutung, Augenmuskellähmungen, Pupillenstörung, Ataxie (Gang und Standstörungen), Somnolenz, Erregungszustände, Auffassungs- und Gedächtnisstörungen.
- Der CAGE Test:
    - **C**ut down: Wurde bereits versucht, den Alkoholkonsum einzuschränken?

- **A**nnoy: Wurde schon einmal geleugnet, ein Alkoholproblem zu haben?
- **G**uilty: Bestehen Schuldgefühle wegen des Alkoholproblems?
- **E**ye-Opener: Hilft der Alkohol morgens beim wach werden?) kann bei der Diagnose helfen.

Wernicke-Enzephalopathie

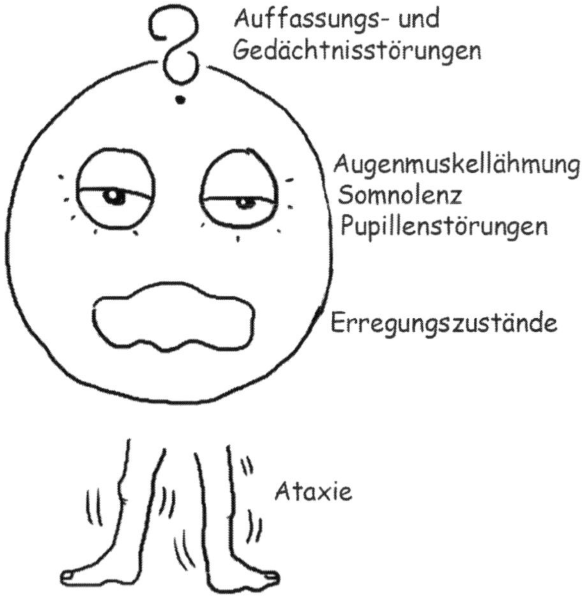

CAGE-Test

C ut down 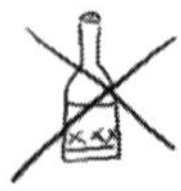

A nnoy 

G uilty 

E ye opener 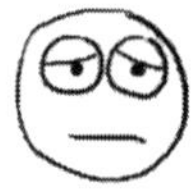

Die verschiedenen Arten der Trinker:

- Alpha-Trinker (unsichere, depressive Persönlichkeit): Konflikttrinker, Erleichterungstrinken, sind oft in seelischer Abhängigkeit.
- Beta-Trinker (geselliger Typ): Gelegenheitstrinker, Anpassung, Gewohnheit. Körperschäden möglich.
- Gamma-Trinker: süchtiger Trinker. Erst psychische, dann körperliche Abhängigkeit, Kontrollverlust, körperliche und soziale Folgen. Zeitweise Abstinenz möglich.
- Delta-Trinker: Spiegeltrinker, Unfähigkeit zur Abstinenz.
- Epsilon-Trinker (zugleich strenge und depressive Persönlichkeit): Episodischer Trinker, Quartalssäufer, Alkoholexzesse.

Trinkertypen

- Alpha-Trinker
- Beta-Trinker
- Gamma-Trinker
- Delta-Trinker
- Epsilon-Trinker

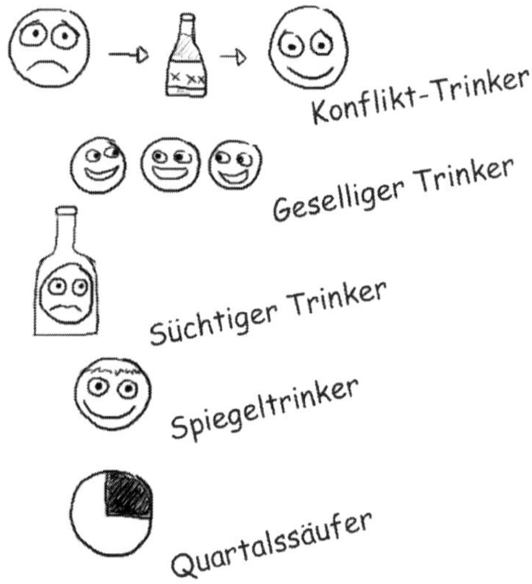

Symptome der Alkoholabhängigkeit

- Frühsymptome: Unspezifisch. Störungen im Magen-darmtrakt, Schlafstörungen, Antriebs- / Leistungsminderung. Später Gedächtnisstörungen, Zittern, Wadenkrämpfe.

- Akute Alkoholintoxikation: Gangunsicherheit, Lallen, Enthemmung, Euphorie, Denk- und Konzentrationsstörungen, depressive Stimmung mit Suizidalität.

- Verstärkter Rausch: Amnesie, Erregung, Angst, Bewusstseinseintrübung (Delir), Halluzinationen, epileptische Anfälle (Krampfanfälle).

- Entzugssymptome: Schlafstörungen, Schwitzen, Herzrasen, Herzklopfen, Erbrechen, Durchfall, Händezittern, Unruhe, Angst. Delirium Tremens: Desorientiertheit, Bewusstseinsstörungen, große Unruhe, optische Halluzinationen, epileptische Anfälle.

- Langfristige körperliche Folgen: Schäden an Leber, Bauchspeicheldrüse und Magen, Polyneuropathie, Herzmuskelschädigung, Stoffwechselstörungen, Bluthochdruck.

- Organische Persönlichkeitsveränderungen bis Demenz.

Symptome Alkoholabhängigkeit

Frühsymptome

- Schlafstörungen
- Magen-Darm-Störungen
- Antriebs- / Leistungsminderung

Später

- Gedächtnisstörungen
- Wadenkrämpfe
- Zittern

Akute Alkoholintoxikation

- Gangunsicherheit
- Lallen
- Enthemmung
- Euphorie
- Denk- und Konzentrationsstörungen
- Depressive Stimmung mit Suizidalität

Verstärkter Rausch

- Amnesie
- Erregung, Angst
- Delir
- Halluzinationen
- Krampfanfälle

Langfristige Folgen

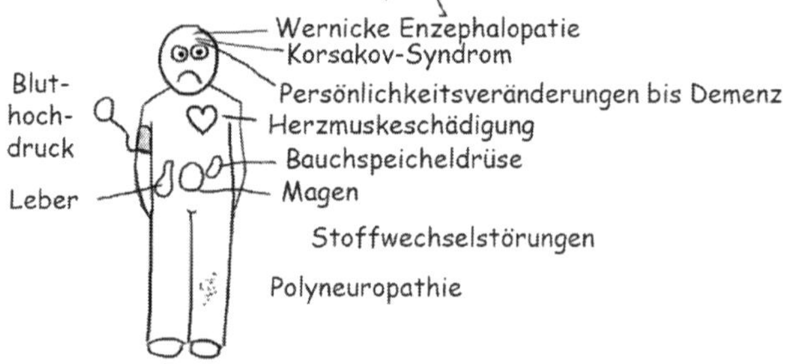

Die vier Arten der Alkoholpsychose:

- Delir
- Korsakov-Syndrom(bei 5% der Betroffenen): Desorientiertheit, Konfabulation, schwere Gedächtnisstörungen
- Alkoholhalluzinose (beschimpfende Stimmen, Angst)
- Alkoholwahn (meist Eifersuchtswahn, oft wegen Impotenz)

Verlauf der Alkoholkrankheit (nach Jellinek)

- Voralkoholische Phase – Alpha-Trinken bis zum täglichen Alkoholkonsum
- Anfangsphase – heimliches Trinken, Toleranzentwicklung, Rausch mit Erinnerungslücken
- Kritische Phase – morgendliches Trinken, keine Willensbeeinflussung, soziale/körperliche Probleme
- Chronische Phase – tagelange Räusche, Psychosen, sozialer Abstieg, Alkoholtoleranz geht verloren, morgendliche Entzugserscheinungen
- Rehabilitationsphase – ehrlicher Wunsch nach Hilfe. Wiedererlangung Selbstachtung, Hoffnung, emotionale Kontrolle, Verlässlichkeit, realistisches Denken

Verlauf der Alkoholkrankheit nach Jellinek

Voralkoholische Phase

Alpha-Trinken

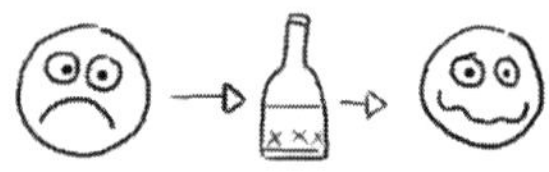

↓

Anfangsphase

Heimliches Trinken
Toleranzentwicklung
Rausch mit Erinnerungslücken

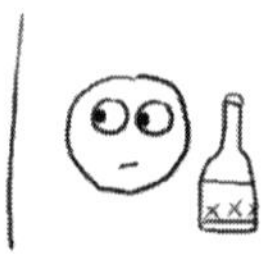

↓

Kritische Phase

Morgendliches Trinken
Keine Willensbeeinflussung
Schäden

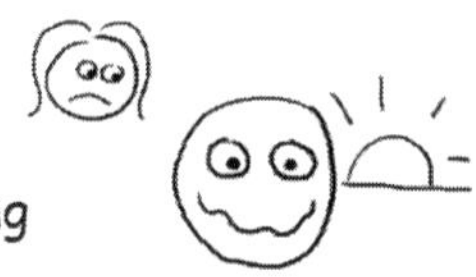

↓

Chronische Phase

Tagelange Räusche
Psychosen
Sozialer Abstieg
Alkoholtoleranz geht verloren
Morgendliche Entzugserscheinungen

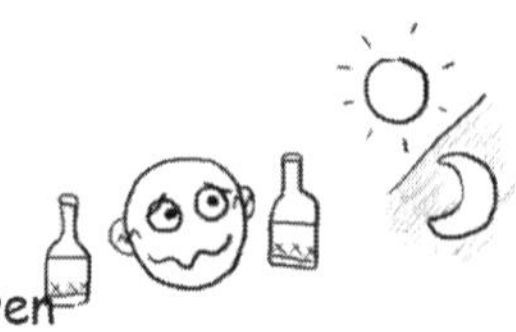

↓

Rehabilitationsphase

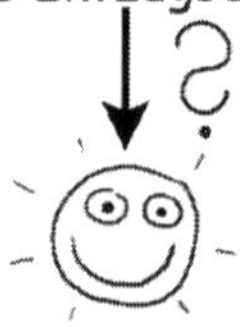

Differenzialdiagnose

Depression, Hirnerkrankungen / -verletzungen, Schilddrüsenüberfunktion, Unterzuckerung, neurologische Erkrankungen

Die Phasen der Therapie

1. Motivationsphase

2. Körperliche Entgiftung

3. Stationäre Entwöhnungstherapie (Gruppengespräche, Verhaltenstherapie, Training Selbstsicherheit/Selbstkontrolle/soziale Kompetenz, tiefenpsychologische Verfahren, Familientherapie, Lebensorganisation, Selbsthilfegruppenheranführung, manchmal Medikamente)

4. Ambulante Nachbetreuung (hohe Rückfallgefahr im ersten Jahr, kein kontrolliertes Trinken, Selbsthilfegruppen, Umgang mit Rückfällen, Konflikten, Entwicklung von Selbstständigkeit)

Von einer qualifizierten Entzugsbehandlung spricht man, wenn die psychotherapeutische Behandlung bereits ab Entgiftung einsetzt.

Der psychologische Heilpraktiker kann motivieren und in der Nachbetreuung tätig sein. Motivierend sind die Informationen, dass Alkoholismus eine Krankheit ist, die behandelt werden kann und darüber, wie diese Behandlung aussieht. Auf jeden Fall bedarf es einer speziellen Therapie, die ein Heilpraktiker nicht durchführt. Er kann nur über die Krankheit aufklären. Eine Entwöhnung völlig ohne Therapie hat sehr schlechte Erfolgsaussichten.

2.11.2 Nikotinabhängigkeit

Bei der Raucherentwöhnung haben sich z.B. Hypnotherapie nach Erickson, Verhaltenstherapie, Nikotinpflaster und Ohrakupunktur bewährt.

2.11.3 Haschisch-Abusus

Haschisch-Missbrauch ist gekennzeichnet durch Leistungsminderung. Die Verkehrstüchtigkeit ist eingeschränkt.

2.11.4 Kokainabhängigkeit

Starke psychische Abhängigkeit (Vernachlässigung sozialer und beruflicher Pflichten), Gewichtsverlust, Herz-Kreislaufprobleme, Impotenz, Angst, Depression, Kokainpsychosen (Wahn, Delir, Halluzinationen), Nasenscheidewandschäden.

2.11.5 Opioidabhängigkeit (Opium, Morphium, Heroin)

Starke körperliche Abhängigkeit mit den Symptomen Müdigkeit, kleine Pupillen, trockene, fahlgraue Haut, Übelkeit und Erbrechen, Frösteln, Zittern, Koma, Gewichtsverlust, Verstopfung, Impotenz. Entzugssymptome sind Unruhe, laufende Nase, Bauchkrämpfe, Muskelschmerzen, Schlaflosigkeit.

2.12 Essstörungen

2.12.1 Anorexia Nervosa

Mindestens 1% aller Mädchen, 10% versterben, BMI <= 17,5 (BMI = Gewicht in Kg geteilt durch das Quadrat der Körpergröße in Metern), keine Krankheitseinsicht, Thema: unerbittliche Kontrolle. Körperliche Folgen: Ausbleiben der Regelblutung, Hypothyreose, Osteoporose, verzögerte körperliche Entwicklung, Hautveränderungen, Darmträgheit.

2.12.2 Bulimia Nervosa

2,5% aller Frauen unter 35, 3% versterben, Essattacken mind. zweimal wöchentlich mit nachfolgendem Erbrechen. Angst vor dem dick werden. Körperliche Folgen: Zahnschäden, Schwielen an den Fingern, Verletzungen am Handrücken, Entgleisung des Flüssigkeits- und Elektrolythauhalts. Geht häufig einher mit Depression, Alkohol- und Medikamentenmissbrauch, ca. 50% emotional-instabile Persönlichkeitsstörung.

2.12.3 Binge Eating Disorder

Essattacken bis zur Übelkeit, aber ohne Erbrechen.

Essstörungen

Anorexia Nervosa (1%)

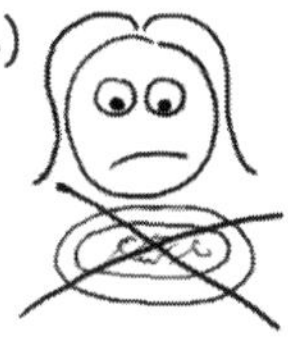

- BMI < 17,5-
- Keine Krankheitseinsicht
- Thema Kontrolle
- Ausbleiben der Regel
- Hypothyreose
- Osteoporose
- Verzögerte körperliche Entw.
- Hautveränderungen
- Verstopfung

Bulimia Nervosa (2,5%)

- Essattacken + Erbrechen 2 x wöchentl.
- Angst, dick zu werden
- Zahnschäden
- Schwielen am Finger
- Verletzungen am Handrücken
- Entgleisung des Flüssigkeits- und Elektrolythaushalts

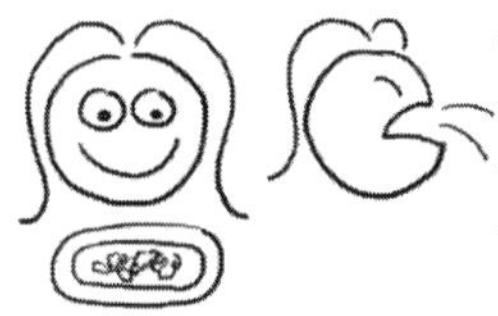

Depression

Alkohol

Medikamenten-missbrauch

Emotional-instabile Persönlichkeitsstörung (50%)

Binge Eating

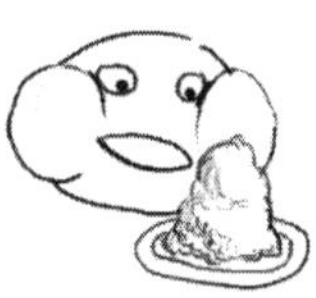

2.13 Anpassungs- und Belastungsstörungen

Psychische Reaktionen, die eindeutig auf außergewöhnlich belastende Lebensereignisse zurückzuführen sind.

2.13.1 Akute Belastungsreaktion

Tritt unmittelbar nach dem Ereignis auf, Dauer 2-3 Tage. “Nervenzusammenbruch”. Symptome: Betäubt sein, Empfindungslosigkeit, panische Angst, Schwitzen, Zittern, Unruhe, Überaktivität, Amnesie, depressive Symptome, sozialer Rückzug. Bildet sich meist auch ohne Therapie zurück.

2.13.2 Posttraumatische Belastungsstörung

Wiederholtes Erleben des Traumas in der Vorstellung (Flashback) oder in Träumen, Vermeidung ähnlicher Situationen, emotionaler und sozialer Rückzug, nervliche und körperliche Übererregtheit. Auftritt innerhalb von 6 Monaten, Dauer mehrere Monate. Symptomatik abhängig von eigener Gefährdung/Betroffenheit, erlebter Todesgefahr, Nähe zum Täter, Dauer. 50% Rückbildung ohne Therapie, 30% wird chronisch, mögliche Persönlichkeitsveränderung.

Bei der Therapie Gefahr der Retraumatisierung – Abgabe an Traumatherapeut, EMDR, Hypnotherapie nach Erickson.

2.13.3 Anpassungsstörung

Z.B. durch abnorme Trauerreaktion, Kulturschock, reaktive Depression.

Symptome: Depressive Stimmung, Angst, Besorgnis. Beginn innerhalb 4 Wochen, Dauer kürzer als 6 Monate.

Anpassungs- und Belastungsstörungen

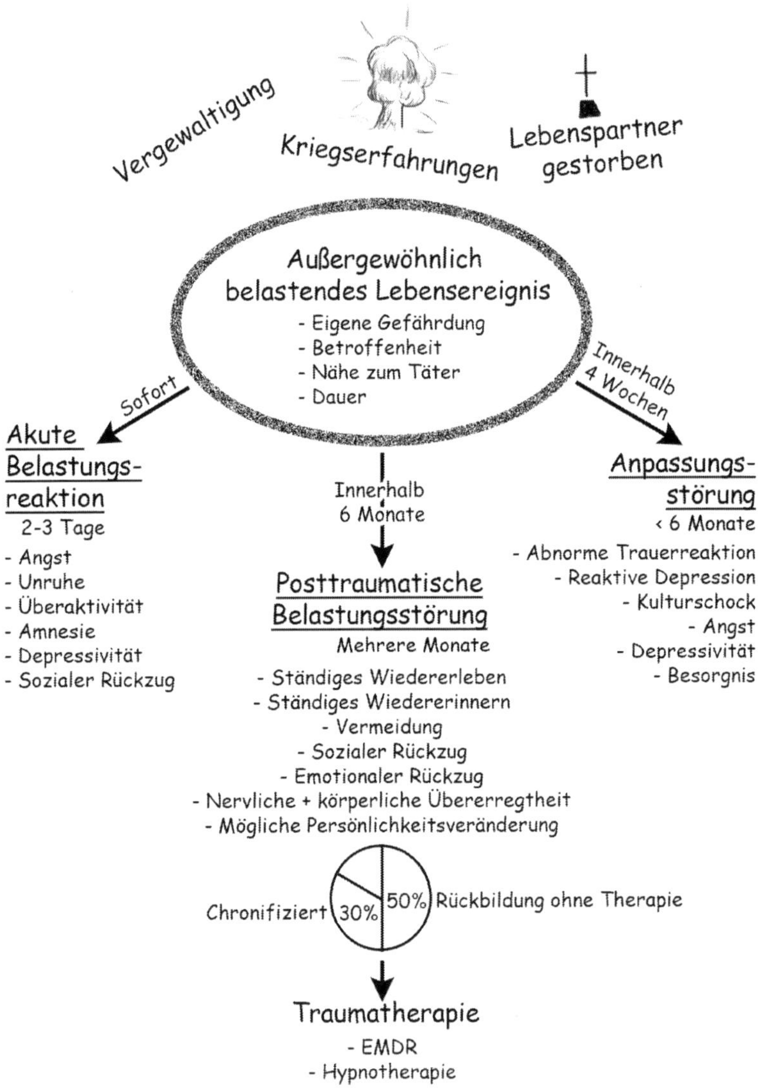

2.14 Störungen bei Kindern

2.14.1 ADHS

Zeitlich stabiles Verhaltensmuster mit Störung der Aufmerksamkeit. Meist mit Hyperaktivität und Impulsivität. Betroffen sind 3% der Schulkinder, Jungen häufiger als Mädchen. Ursachen genetisch, Hirnstoffwechselstörung (Dopamin und Noradrenalin)

Symptome sind Aufmerksamkeitsstörungen (Konzentrationsstörungen, erhöhte Ablenkbarkeit), Hyperaktivität und Impulsivität, Affektstörungen (rasche Stimmungswechsel, teils Wutanfälle, niedrige Frustrationstoleranz)

Therapie: Methylphenidat (z.B. Ritalin, Nebenwirkungen: Schlafstörungen, Appetitmangel, Ängstlichkeit, Depressivität, Kopfschmerzen, Übelkeit, Herzklopfen, Aggressivität), Verhaltenstherapie, Entspannungstraining, Familientherapie, Ergotherapie.

2.14.2 Mutismus

Andauerndes Schweigen bei gesunden Sprechorganen

2.14.3 Frühkindliche psychotische Störungen

- Frühkindlicher Autismus (soziale Beeinträchtigungen, Kommunikationsprobleme, Stereotypien, aggressives Verhalten, Erregung bei Störung gewohnter Abläufe)
- Asperger-Syndrom (Autismus mit Erhalt der Sprachfähigkeit, Kontaktinteresse, spezifischen Interessen)

TEIL 3: THERAPIE

MEDIKAMENTÖSE UND PSYCHOTHERAPEUTISCHE THERAPIE.

3.1 Medikamentöse Therapie

3.1.1 Neuroleptika (Antipsychotika)

- Allgemein:
  - Wirken auf Dopamin, dämpfen Psychosesymptome und Erregung, ordnende Wirkung
  - Bei Schizophrenien, Manien, organisch begr. psychotische Störungen, psychotische Depressionen
  - Wegen mangelnder Krankheitseinsicht und starker Nebenwirkungen schlechte Complience
  - Möglichst einschleichen, mind. 1 Jahr, bei Wiederholung 5 Jahre, wirken erst nach 1-3 Wochen
- Hochpotente Neuroleptika (z.B. Haldol):
  - Wirken auf Positivsymptomatik (Denkstörungen, Halluzinationen, Erregungszustände, Wahnsymptome)
  - Starke Nebenwirkungen: Frühdyskinesien (Gesichtskrämpfe, 5-30%), Parkinsonoid (Zittern, Bewegungsarmut, Salbengesicht, Speichelfluss), Sitz- / Bewegungsunruhe, Spätdyskinesien (Tics, Gesichtszuckungen, Schaukeln, 10-20%)

- Niederpotente Neuroleptika
  - Wirken beruhigend, schlaffördernd und dämpfend
  - Nebenwirkungen: Blutdrucksenkung, erhöhter Herzschlag, Mundtrockenheit, Antriebs- und Interesselosigkeit
- Atypische Neuroleptika (z.B. Zyprexa)
  - Wirken auch auf Negativsymptomatik
  - Kaum Nebenwirkungen (Gewichtszunahme, selten Blutbildveränderungen)

3.1.2 Antidepressiva

- Allgemein:
  - Wirken steigernd auf die Serotoninkonzentration, einige zusätzlich auch auf die Noradrenalinkonzentration, stimmungsaufhellend und antriebnormalisierend
  - Bei Depressionen, Angst- und Zwangsstörungen, Bulimie, Schlafstörungen, chronischen Schmerzsyndromen
  - Suizidgefahr weil Antriebssteigerung vor Stimmungsaufhellung einsetzt
  - Wirken erst nach einigen Wochen und umso besser, je schwerer die Symptomatik ist. Werden einschleichend und ausschleichend dosiert, Gabe mindestens ½ Jahr

- Trizyklische Antidepressiva (z.B. Saroten):
    - Starke Nebenwirkungen (Mundtrockenheit, Verstopfung, niedriger Blutdruck, veränderte Leberwerte, erhöhter Herzschlag, Händezittern, Müdigkeit, Schwitzen, Sehstörungen, Schwindel, innere Unruhe, Gewichtszunahme, sexuelle Funktionsstörungen)
- Selektive Serotonin-Wiederaufnahmehemmer (z.B. Fevarin, Prozac, Fluctin):
    - Sorgen dafür, dass genügend Serotonin im synaptischen Spalt zur Verfügung steht)
    - Geringere Nebenwirkungen (anfangs Magen-Darmstörungen, innere Unruhe, Gewichtszunahme, häufig Libidoverlust)
- MAO-Hemmer:
    - Geringe Verträglichkeit mit bestimmten Nahrungsmitteln und anderen Medikamenten
    - Nebenwirkungen: Übelkeit, innere Unruhe, Schlafstörungen, niedriger Blutdruck
- Johanniskraut:
    - Nicht Nebenwirkungsfrei, hebt Medikamentenwirkungen (z.B. Anti-Baby-Pille) auf

3.1.3 Phasenprophylaktika

- Allgemein:
  - Verhindern oder lindern das erneute Auftreten von affektiven oder schizoaffektiven Psychosen
  - Keine Wirkung auf neurotische Depressionen
  - Wirkung tritt erst nach Monaten ein, Gabe jahrelang
- Lithium (z.B. Hypnorex retard):
  - Nebenwirkungen: Durst, Tremor, Übelkeit, Durchfall, Gewichtszunahme, Schilddrüsenvergrößerung
  - Intoxikationszeichen: Erbrechen, Durchfälle, Tremor, Schwindel, Gangunsicherheit, Verlangsamung, Schläfrigkeit, Gesichtszuckungen, Bewusstseinseintrübungen bis Koma

Anti-Epileptika (z.B. Carbamazepin) ähnlich

3.1.4 Tranquilizer (Anxiolytika)

- Allgemein:
  - Psychisch entspannend, angstlösend, schlafanstoßend
  - Bei akuten Angst- und Spannungszuständen, Schlafstörung, Überreizung, Erschöpfung und als krampflösendes, muskelentspannendes Mittel, werden oft zusätzlich zu Antidepressiva oder Neuroleptika gegeben
  - Akutmedikament!
- Benzodiazepine (z.B. Valium / Diazepam, Tavor):
  - Hohes Gewöhnungs- und Abhängigkeitsrisiko unabhängig von der Dosierung (nach 2-3 Wochen bei regelmäßiger Einnahme)
  - Immer mit Psychotherapie
  - Nebenwirkungen: Gering (eingeschränkte Reaktionsfähigkeit, Gewichtszunahme, Verstopfung), aber Entzugssymptome: innere Unruhe, Angst, Schlaflosigkeit, Stimmungsschwankungen, Zittern, Kopfschmerzen, Herzrasen, Muskelverspannungen. Die Symptome können sich steigern bis hin zu Verwirrtheit, psychoseartigen Zuständen, Delirien oder Krampfanfällen

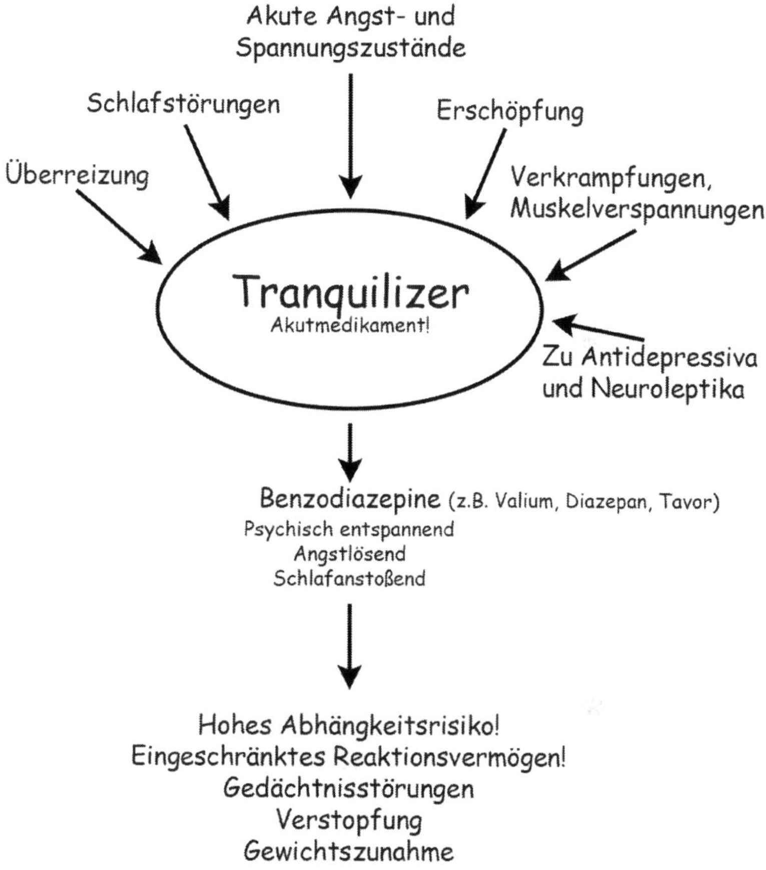
Akute Angst- und Spannungszustände
Schlafstörungen
Erschöpfung
Überreizung
Verkrampfungen, Muskelverspannungen
Tranquilizer
Akutmedikament!
Zu Antidepressiva und Neuroleptika
Benzodiazepine (z.B. Valium, Diazepan, Tavor)
Psychisch entspannend
Angstlösend
Schlafanstoßend
Hohes Abhängkeitsrisiko!
Eingeschränktes Reaktionsvermögen!
Gedächtnisstörungen
Verstopfung
Gewichtszunahme

3.1.5 Hypnotika

- Schlaferzeugend

3.1.6 Nootropika

- Bei vaskulärer Demenz
- Verbessert Gedächtnis, Denkfähigkeit und Aufmerksamkeit
- Nebenwirkungen: Durchfall, Muskelkrämpfe, Unfälle, Müdigkeit, Schlaflosigkeit, Gewichtsabnahme, Kopfschmerzen
- Mindestens 3 Monate

3.1.7 Psychostimulanzien

- Kokain, Amphetamine, Koffein, Nikotin
- Führen zu Abhängigkeit

3.2 Psychotherapie

3.2.1 Psychotherapie allgemein

- Das Lindern psychischer oder seelischer Leiden oder von durch psychische Probleme verursachte körperliche Leiden mit psychologischen Interventionen (nicht medikamentös)
- Ein bewusst geplanter interaktioneller Prozess
- Zur Beeinflussung von Verhaltensstörungen und Leidenszuständen,
- die in einem Konsens (zwischen Patient, Therapeut und Bezugsgruppe) für behandlungsbedürftig gehalten werden,
- mit psychologischen Mitteln (Kommunikation)
- meist verbal, aber auch nonverbal und paraverbal
- in Richtung auf ein definiertes, nach Möglichkeit gemeinsam erarbeitetes Ziel (Symptomminimalisierung und/oder Strukturänderung der Persönlichkeit)
- mittels lehrbarer Technik
- auf der Basis einer Theorie des normalen und pathologischen Verhaltens

- In der Regel ist dazu eine tragfähige emotionale Bindung notwendig

- Es gibt auch Nebenwirkungen, vor allem ist zu beachten, dass Änderungen an Person und Umfeld stattfinden können. Weiter gibt es Erstverschlimmerung, Abhängigkeit, Destabilisation, vegetative Störungen, Beziehungsschwierigkeiten

- Die Grundlage einer jeden psychotherapeutischen Methode ist ein Vertrag zwischen Therapeut und Klient, in dem die Therapiemethode sowie ein Therapieziel nebst weiteren Modalitäten (Kosten, Dauer, Alternativen) vereinbart werden. Eine Therapie ist beendet, wenn das Therapieziel erreicht ist

- Mögliche Fehler: Privatkontakt mit dem Klienten, Überfordern des Klienten, keine Diagnose stellen, falsch behandeln, Pflichten vernachlässigen, Übertragung, Gegenübertragung und Widerstand (Definitionen siehe Psychoanalyse) nicht erkennen. Schutz vor Fehlern bietet die Supervision

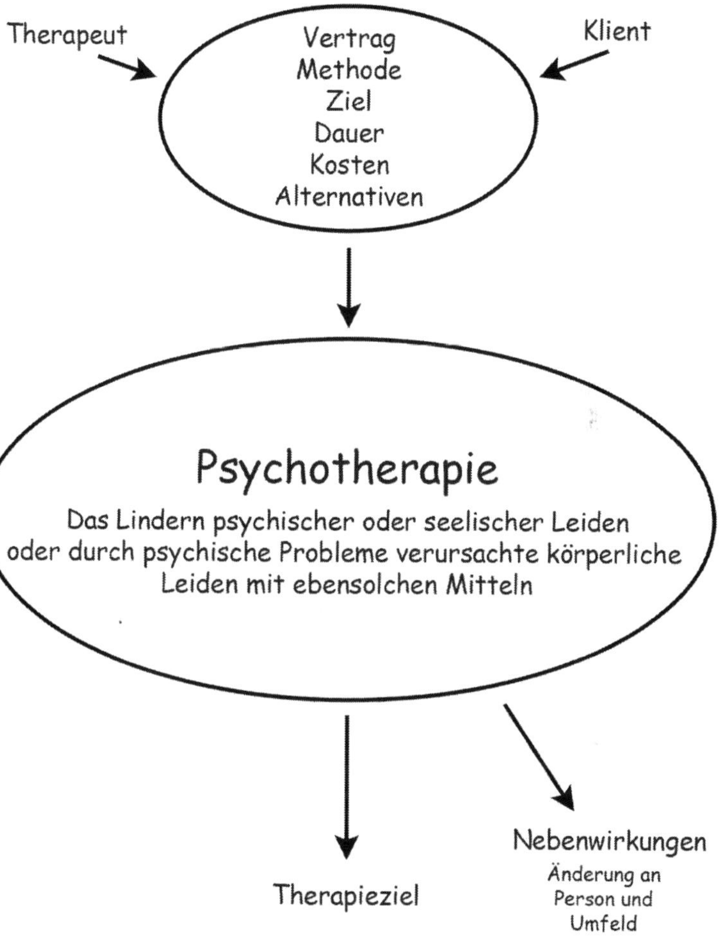
Therapeut
Klient
Vertrag
Methode
Ziel
Dauer
Kosten
Alternativen
Psychotherapie
Das Lindern psychischer oder seelischer Leiden
oder durch psychische Probleme verursachte körperliche
Leiden mit ebensolchen Mitteln
Therapieziel
Nebenwirkungen
Änderung an
Person und
Umfeld

3.2.2 Psychoanalyse

Psychoanalyse und tiefenpsychologisch orientierte Psychotherapie

- Nach Freud (Begründer der Psychoanalyse, 1856-1939)
- Der Mensch durchläuft in seinem Reifungsprozess regelhaft bestimmte Phasen:
    - Oral (bis 18 Monate): Vertrauen, Abhängigkeit, Bedürftigkeit
    - Anal (bis 3 Jahre): Autonomie, Selbstbestimmung
    - Ödipal (bis 4 Jahre): Dreiecksbeziehung mit dem Vater
    - Latenzphase (bis Pubertät): Beziehungen zu weiteren Menschen
    - Genitale Phase: Sexualität der reifen Persönlichkeit
- Die ersten 6 Jahre prägen die Persönlichkeit
- Fehlentwicklungen können durch Reaktivierung (Krisen) zu psychischen Störungen führen:
    - Oral: Depression und Suizidalität durch Trennungen ausgelöst, Suchterkrankungen
    - Anal: Zwangsstörungen
    - Ödipal: hysterische Symptome

Psychoanalyse

Freuds Phasenmodell der psychosexuellen Entwicklung

0 1 2 3 4 5 6

Orale Phase	Anale Phase	Ödipale Phase	Latenzphase

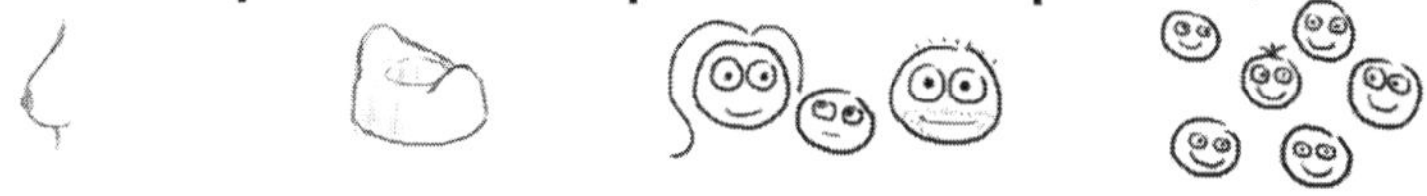

Geprägt von

Vertrauen Abhängigkeit Bedürftigkeit	Autonomie Selbst- bestimmung		

Fehlentwicklungen begünstigen

Depression Suizidalität Suchterkrankungen	Zwangs- störungen	Hysterische Symptome	

- Neurotische Störungen entstehen durch innere Konflikte ("Es" versus "Über-Ich", Konflikte ohne Kompromisslösung werden zur Abwehr ins Unbewusste verdrängt, Symptome sind ein symbolischer Ausdruck des Konflikts, reaktualisierter Trieb- / Abwehr-Konflikt)

- Das Ich stellt den Ausgleich zwischen Es und Über-Ich her, nimmt innere Antriebe wahr und erfüllt sie, kommt dabei aber auch den Anforderungen der Außenwelt nach.

- Innere Konflikte (Abhängigkeit vs. Autonomie, Unterwerfung vs. Kontrolle) sind ins Unbewusste verdrängt

- Das Bewusstwerden eines inneren Konfliktes hebt die Verdrängung auf und lässt das Symptom verschwinden

- Der Bewusstwerdung des Konfliktes steht der Widerstand (zur Schmerzvermeidung) entgegen

- Abwehr: Vermeidung unguter Gefühle. Abwehr gegen Wahrnehmung von Erlebnisinhalten, die in Zusammenhang mit einer Neurose stehen, kann die Fähigkeit zur Lebensbewältigung einschränken. Abwehrmechanismen: Verdrängung (ins Unterbewusste), Verleugnung, Vermeidung (Angst), Sublimierung (Kunst), Reaktionsbildung (Pazifist), Projektion (aggressiver Kollege), Introjektion (Übernahme), Identifikation (Fans), Regression (Bettnässen), Verschiebung (Gefühle zuhause statt im Büro), Rationalisierung (Waschzwang/Hygiene), Konversion (z.B. Lähmung)

Psychoanalyse
(Wichtige Begriffe)

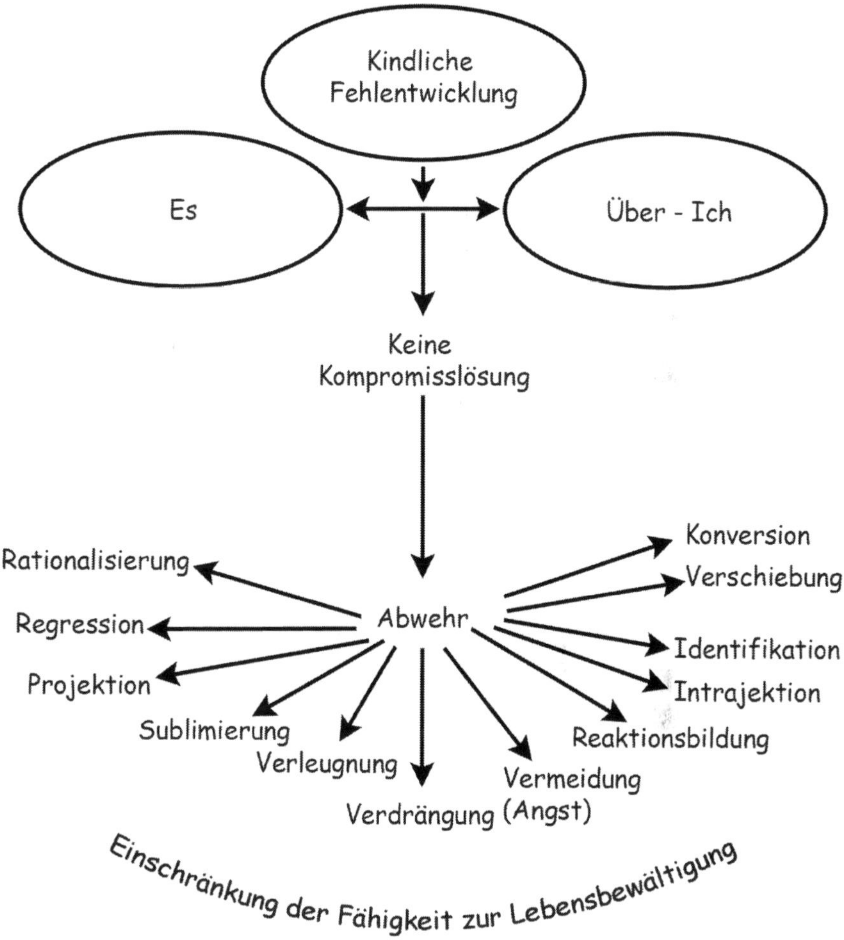

- Übertragung: Der Klient verhält sich gegenüber dem Therapeuten wie bei früheren Beziehungen zu bedeutsamen Personen.

- Gegenübertragung: Gefühle, die beim Therapeuten durch den Klienten ausgelöst werden. Im Therapeuten verwurzelte Gefühle können durch Eigentherapie minimiert werden. In den Themen des Klienten verwurzelte Gefühle sind von großem therapeutischen Wert.

- Interventionsmethoden: Freies Assoziieren, Analyse von Übertragung, Gegenübertragung und Widerstand, Traumdeutung, Abstinenz des Therapeuten.

- Spezielle Formen: Objekt-Beziehungs-Psychologie, Selbst-Psychologie, supportive Psychotherapie, analytische Psychologie, Individualpsychologie.

3.2.3 Kognitive Verhaltenstherapie

- Oberbegriff für eine Fülle von Therapieverfahren
- Psychische Störungen sind auf abnormes, gelerntes Verhalten zurückzuführen
- Neu Gelerntes kann ungünstiges Verhalten verändern
- Ungünstige Gedankenmuster können Verhaltensstörungen verursachen und verstärken
- Klassische Konditionierung – Nach den pawlowschen Hunde-Experimenten (z.B. Panikstörung)
- Operante Konditionierung – Lernen am Erfolg, positive Verstärkung (z.B. sekundärer Krankheitsgewinn), Schwächung durch negative Konsequenzen (Bestrafung)
- Modelllernen – Nachahmung von Vorbildern
- Verhaltensanalyse nach SORC-Schema – Stimulus trifft auf Organismus (-variable) und erzeugt eine Reaktion, die kurzfristig positive, langfristig aber negative Konsequenzen mit sich bringen. (z.B. Alkohol)
- Interventionsmethoden: Klassische Desensibilisierung (angsterzeugende Situationen werden imaginiert), Reizkonfrontation (incl. Flooding), Training sozialer Kompetenz, Biofeedback, kognitive Therapie (Identifikation und Überprüfung ungünstiger Gedanken)

Kognitive Verhaltenstherapie

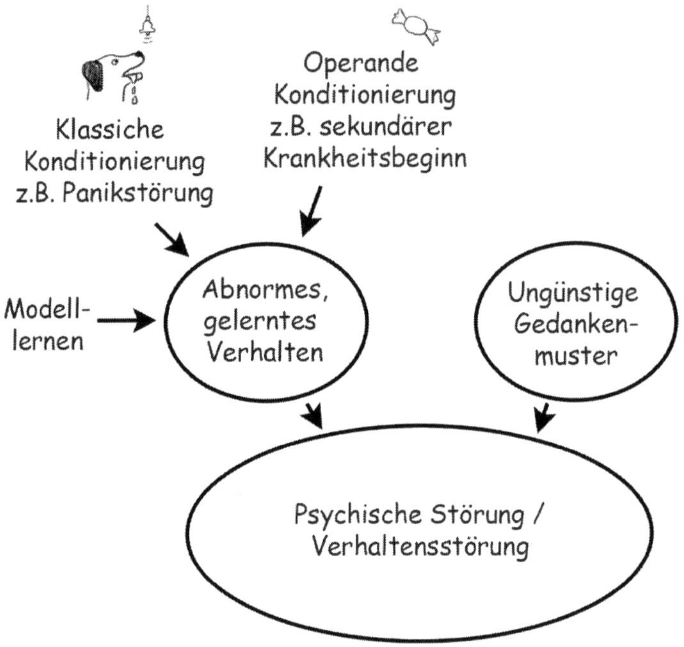

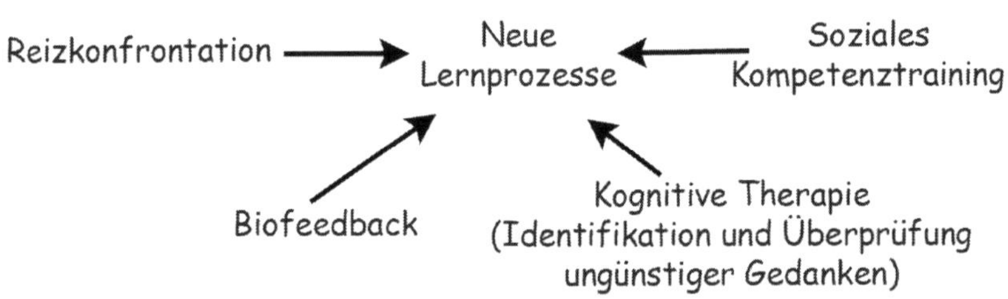

Verhaltensanalyse nach dem SORC-Schema

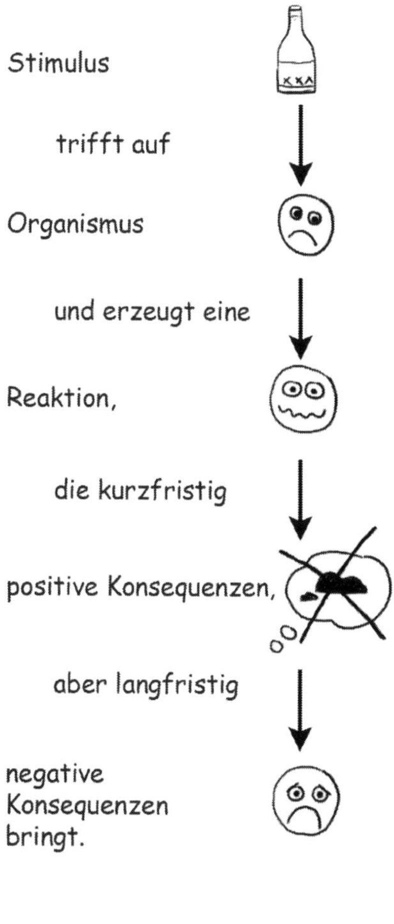

3.2.4 Gesprächstherapie

- Gesprächspsychotherapie nach Carl Rogers
- Die Form des Kontaktes zwischen Therapeut und Klient ist ausschlaggebend für den Erfolg
- In einer vertrauensvollen Situation können Selbstheilungskräfte aktiviert werden. Bei der klientenzentrierten Therapie geht es nicht um die Behandlung eines Falles, sondern vielmehr darum, dabei behilflich zu sein, dass der Klient besser mit sich in Kontakt kommt, sich besser wahrnimmt und Denken und Fühlen über sich und seine Umwelt stimmiger und harmonischer wird. Sie ist wachstumsorientiert (im Unterschied zu problemorientiert)
- Aktualisierungstendenz: Streben nach Erhalt und Förderung
- Selbstkonzept: Alle Annahmen und Ansichten des Klienten über sich selbst
- Selbstbehauptungstendenz: Bestreben, das Selbstkonzept aufrecht zu erhalten
- Bedürfnis nach Anerkennung ist das wichtigste Bedürfnis
- Seelische Störungen entstehen durch „Inkongruenz“ (Selbstaktualisierungstendenz und Selbstbehauptungstendenz stoßen aufeinander)

- Therapeutische Beziehung: Bedingungsfreie Anerkennung, Empathie, Kongruenz (Therapeut ist „echt"), Nicht-Direktivität (nur Zuhören), aktives Zuhören (mit Interesse), Verbalisierung emotionaler Erlebnisinhalte

- Die Gesprächstherapie nach Rogers gehört zu den humanistischen Psychotherapien

3.2.5 Körperorientierte Psychotherapie

- Störungen im Fluss der Lebensenergie führen zu Krankheit. Wiederbelebung führt zur Überwindung neurotische Muster und zur Freisetzung von Gefühlen

- Es gibt verschiedene Menschentypen. Körperpanzerung ist die körperliche Entsprechung seelischer Vermeidungsmuster. Erdung ist Standfestigkeit und Flexibilität auch im übertragenen Sinne

- Interventionsmethoden: Atemübungen, Übungen des emotionalen Ausdrucks

3.2.6 Hypnotherapie

- Hypnotherapie nach Milton Erickson

- Das Unbewusste weiß den Weg zu einer Problemlösung am besten. In hypnotischer Trance ist das Unbewusste leichter zugänglich. Positiv formulierte Ziele setzen mehr Kräfte frei als negative

3.2.7 Gestalttherapie

- Gestalttherapie ist ein tiefenpsychologisch fundiertes Verfahren, gekennzeichnet durch eine gegenwartsbezogene, ganzheitliche Betrachtungsweise. Geist, Seele und Körper in seinem lebensgeschichtlichen Kontext werden in die Therapie mit einbezogen, um abgespaltene Teile des Selbst zu reintegrieren und Blockaden im Erleben, Wahrnehmen und Handeln bewusst zu machen, um Selbstheilungskräfte freizusetzen, damit wieder Verantwortung für das Leben übernommen werden kann
- Das Seelische hat das Bestreben, unerledigte Dinge abzuschließen
- Streben nach Selbst- und Selbstbildverwirklichung sind gegenläufige Tendenzen
- Interventionsmethoden: Hier-und-Jetzt-Prinzip, Wahrnehmungsschulung, Traumarbeit, Betonung der Verantwortlichkeit für sich selbst, Rollenspiele, kreative Techniken, Körperübungen
- Gestalttherapie gehört zu den humanistischen Psychotherapien und ist wissenschaftlich nicht anerkannt

3.2.8 Familientherapie

- Eine Krankheit weist auf eine Störung im (Familien-)System hin, meist Kommunikationsprobleme. Die ganze Familie muss behandelt werden
- Interventionsmethoden: Therapie der ganzen Familie, Genogramm (Stammbaum), Familienskulptur (Familienstellen)

3.2.9 Autogenes Training

- Entspannungsverfahren. Spricht unwillkürliche Körpervorgänge an und verändert diese
- Mein Körper ist ganz schwer, angenehm warm, mein Herz schlägt ruhig und gleichmäßig, es atmet mich, das Sonnengeflecht strömt angenehm warm, meine Stirn ist angenehm kühl

3.2.10 Progressive Muskelentspannung

- Progressive Muskelrelaxation nach Jacobson
- Spannung und Entspannung der Muskeln. Durch tägliches Üben entsteht eine Automatisierung der Entspannungsvorgänge

3.2.11 Psychotraumatologie

- Traumen (oder auch Traumata, beide Formen der Mehrzahl sind richtig) sollten nur von Therapeuten mit entsprechender Zusatzqualifikation behandelt werden. Vor Retraumatisierung soll geschützt werden (nochmals erzählen). SSRH haben sich bewährt
- Die moderne Traumatherapie basiert auf drei Säulen:

  (a) Information der Betroffenen: Wenn Menschen wissen, dass sie nicht verrückt, sondern traumatisiert sind, entspannen sie sich

  (b) Stärkung der Ressourcen: Die meiste Zeit verbringt man in der Traumatherapie damit, die Ressourcen der Betroffenen ins Bewusstsein zu rufen

  (c) Verarbeitung der Vergangenheit: Hier wird zuerst geübt, die Regie über die eigenen Gefühle zurück zu gewinnen. Erst wenn eine Stabilisierung eingetreten ist, kann damit begonnen werden, die traumatisierenden Ereignisse Schritt für Schritt zu verarbeiten
- Interventionsmethoden: EMDR (Eye Movement Desensitization and Reprocessing), Hypnotherapie, körperorientierte Psychotherapie, Verhaltenstherapie

3.2.12 Soziotherapie

- wird von Sozialarbeitern und Sozialpädagogen durchgeführt (vor allem in der Rehabilitationsphase)

TEIL 4: KOMPLIKATIONEN

VERHÄLT DER THERAPEUT SICH IN KRISENSITUATIONEN SICHER UND SOUVERÄN, IST DAS GUT FÜR SEINEN KLIENTEN.

4.1 Krisenintervention

Allgemeine Vorgehensweisen bei einer Krisenintervention sind

- Sich die Krise beschreiben lassen
- Ernst nehmen
- Frage „Sie sehen keinen Ausweg?"
- Wie wurden frühere Krisen bewältigt?
- Bedeutung der Krise
- Suizidalität? -> Psychiater, Klinik
- Lösungsmöglichkeiten aufzeigen
- Erst nach Stabilisierung gehen lassen
- Nachbetreuung organisieren
- Kontrolle in kurzen Abständen, ggf. auch telefonisch

Erkundigen Sie sich nach den zuständigen Stellen in Ihrem Bereich! Wer wäre im Bedarfsfall der / die nächste

- Facharzt für Neurologie u. Psychiatrie:

- Facharzt für Kinder- und Jugendlichenpsychotherapie:

- Klinik mit psychiatrischer Abteilung und Institutsambulanz:

- Sozialpsychiatrische Dienst des Gesundheitsamtes:

Krisenintervention

- Sich die Krise beschreiben lassen

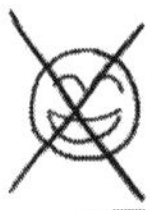
- Ernst nehmen

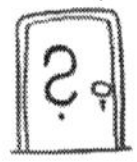
- Kein Ausweg?

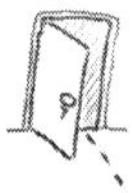
- Bewältigung früherer Krisen?

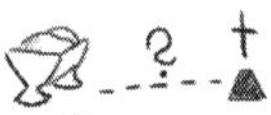
- Bedeutung der Krise?

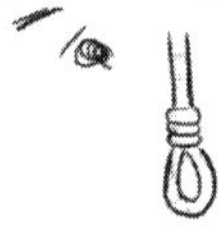
- Suizidalität? Wann? Wie? Akut → Psychiater / Klinik

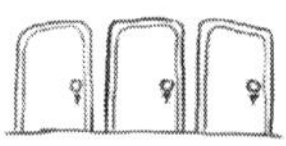
- Lösungsmöglichkeiten aufzeigen

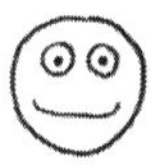
- Erst nach Stabilisierung gehen lassen

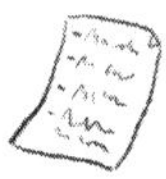
- Nachbetreuung organisieren

4.2 Suizidalität

Jährlich sterben 500.000 Menschen weltweit durch Suizid, 15.000 allein in Deutschland. In den Städten ist die Suizidrate höher als auf dem Land. Frauen machen statistisch gesehen mehr Suizidversuche als Männer, dafür haben Männer eine höhere Suizidrate als Frauen. Bis zu 20% wiederholen einen misslungenen Suizidversuch.

Risikofaktoren sind psychische Störungen (affektive Psychose, Schizophrenie, Abhängigkeit, schwere Depressionen, Borderlinesyndrom, Demenzen), schwere oder chronische Krankheiten, eine aktuelle Krise, Einsamkeit oder Suizid in Vergangenheit oder Umfeld des Betroffenen.

Für den Heilpraktiker ist es sehr wichtig, eine Suizidgefahr erkennen zu können. Fragen nach Zukunftsplänen, Veränderungen, Hobbys, Freundeskreis, Arbeit, können auf die Spur führen. Dann darf der Therapeut ein konkretes Nachfragen, Ansprechen, Benennen („Haben Sie in letzter Zeit daran gedacht, Selbstmord zu begehen?“) nicht scheuen. Weiterhin kann man sich die Gedanken genauer beschreiben lassen (Frage nach der geplanten Art des Suizids), Therapie und Hilfsmöglichkeiten aufzeigen. Wenn die Fragen “Sind Sie suizidgefährdet?“, „Wann?“ und „Wie?“ zu einem „Jetzt!“ führen, ist die Klinikunterbringung Pflicht.

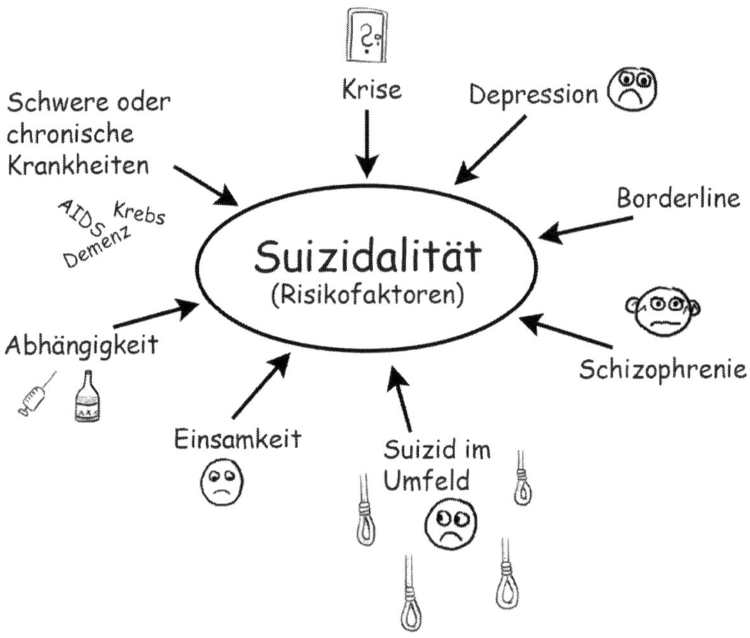
Krise
Depression
Schwere oder chronische Krankheiten
AIDS
Krebs
Demenz
Borderline
Suizidalität
(Risikofaktoren)
Abhängigkeit
Schizophrenie
Einsamkeit
Suizid im Umfeld

Hilfe zur Einschätzung einer Suizidgefahr leisten die

- Ringelschen Trias
    - Einengung des psychischen und sozialen Lebensbereiches (passiver Rückzug, Einsamkeit, Gefühl der Hoffnungs- und Ausweglosigkeit)
    - Aggressionshemmung nach außen bzw. Autoaggression
    - Todesfantasien
    - Weitere Hinweise: Auftreten akuter Angst, Ordnen der beruflichen und persönlichen Angelegenheiten, Tod des Haustieres…

Die Ringelschen Trias

1. Einengung des psychischen und sozialen Lebensbereichs

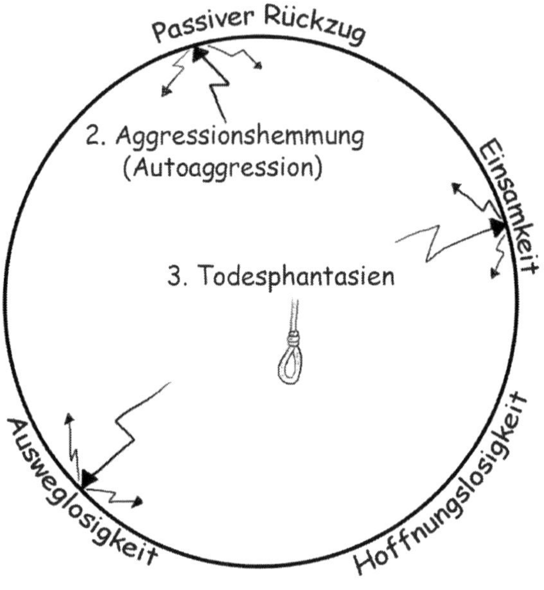

- und die suizidale Entwicklung nach Pöldinger
  - Erwägungsphase (Suizidgedanken)
  - Ambivalenzphase (Handlungsimpulse, Hin- und Hergerissen sein, Suche nach Hilfe)
  - Entschlussphase
  - Akute Suizidalität

Suizidale Entwicklung nach Pöldinger

Erwägungsphase
(Suizidgedanken)

↓

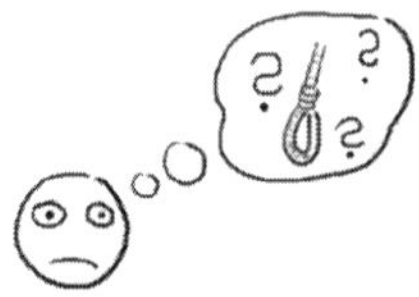

Ambivalenzphase
Handlungsimpulse
Hin-und-Hergerissensein
Suche nach Hilfe

↓

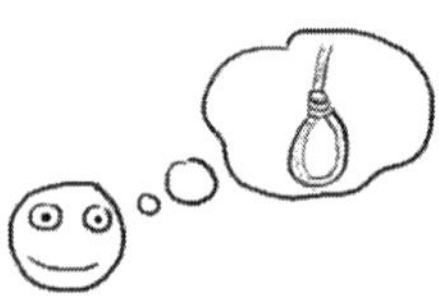

Entschlussphase

Bei akuter Suizidgefahr ist immer eine Unterbringung in der Klinik (psychiatrische Institution) notwendig, sprich Unterbringung bei Fremd- oder Selbstgefährdung.

Stimmt der Klient der Unterbringung zu, ist es eine freiwillige Unterbringung. Der Therapeut sorgt dafür, dass der Klient in der Klinik ankommt (Taxi, nicht selber fahren!).

Will er das nicht, kommt es bei einer unbetreuten Person zu einer öffentlich-rechtlichen Unterbringung gemäß niedersächsischem PsychKG.

Zuerst ist der sozialpsychiatrischen Dienst zu benachrichtigen (auf eine direkte Anfrage erklärte mir der SpD allerdings, dass in meinem Landkreis das Ordnungsamt zu verständigen sei). Wenn der nicht erreichbar ist, tut es auch ein Arzt bzw. ärztlicher Notdienst. Der SpD / das Ordnungsamt schickt dann einen psychiatrisch bewanderten Arzt (Feststellung der Gefährdung) und einen Ordnungsbeamten (Beantragung der Unterbringung bis Ende des nächsten Tages, Transport).

Dort kommt dann ein Richter vom Vormundschaftsgericht in die Klinik und entscheidet über die weitere Unterbringung, maximal für 6 Wochen.

Bei einer betreuten Person (Betreuungsgesetz im BGB, Recht auf Aufenthaltsbestimmung, nicht Gesundheitsfürsorge, Finanzen oder Regelung behördlicher Angelegenheiten) kommt es zur privatrechtlichen Unterbringung, auch ohne Zustimmung des Betreuten. Hier ist die Zustimmung des Vormundschaftsgerichts zusätzlich erforderlich. Ein Arzt muss die Einweisung schreiben, das Vormundschaftsgericht muss informiert werden.

Akute Fremd- oder Selbstgefährdung

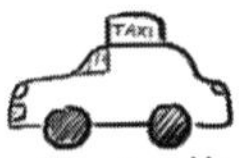

Freiwillige Unterbringung

Bei betreuter Person (Aufenthaltsbestimmung)

Privatrechtliche Unterbringung, Information an das Vormundschaftsgericht, Arzt schreibt Einweisung

Öffentlich-rechtliche Unterbringung (gegen den Willen) gemäß PsychkG

↓

Sozialpsychiatrischer Dienst oder ärztlicher Notdienst

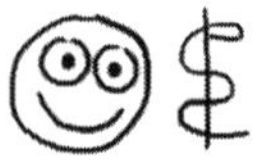

Psychiater. bzw. Arzt um Gefährdung festzustellen

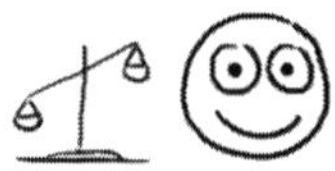

Ordnungsbeamter für den Antrag der Unterbringung

↓

Unterbringung in psychiatrischer Institution bis zum Ende des nächsten Tages

↓

Richter vom Vormundschaftsgericht entscheidet über weitere Unterbringung max. 6 Wochen

4.3 Notfälle

4.3.1 Erste Hilfe

- Absichern
- Notruf (112, wo/was/wie viele/welche Verletzungen/warten)
- Sofortmaßnahmen (Bewusstsein/Atmung/Atemwege überprüfen).
- Keine Atmung: Herz-Druck-Massage (30xHerz, 2xBeatmen).
- Stabile Seitenlage

4.3.2 Notfallsituationen

Hinweise zu bestimmten Notfallsituationen

- Bei epileptischem Anfall (anfangs Lichtblitze, Initialschrei, auch bei Entzug, Tumor, Fieber, beginnendem Delirium): Umgebung frei räumen oder abpolstern um die Verletzungsgefahr zu minimieren, Uhrzeit merken für die Dauer des Anfalls, Notarzt rufen, nach dem Anfall stabile Seitenlage

- Bewusstlosigkeit: Erste Hilfe

- Ohnmacht: Beine hochlegen

- Erregungszustand (Tobsuchtsanfall, schreit, brüllt, ist unzugänglich, außer sich, durcheinander, aggressiv, kann vorkommen bei posttraumatischen Belastungsstörungen, Schizophrenie, Manie, Delirbeginn): Beruhigen, Notarzt rufen, Umgebung absichern

- Hyperventilation: In eine Tüte atmen lassen

- Unterzuckerung (zittern, Unruhe, Schweiß, wie besoffen sein, lallen, Desorientiertheit, Bewusstsein geht verloren): Etwas Süßes zu essen geben

- Herzinfarkt (Angst, Brustschmerzen): Ruhe bewahren

TEIL 5: RECHT

SO STEHT ES GESCHRIEBEN.

5.1 "Heilpraktiker-Gesetz"

§1 Absatz 1

Wer die Heilkunde, ohne als Arzt bestallt zu sein, ausüben will, bedarf dazu der Erlaubnis.

§1 Absatz 2

Ausübung der Heilkunde im Sinne dieses Gesetzes ist jede berufs- oder gewerbsmäßig vorgenommene Tätigkeit zur Feststellung, Heilung oder Linderung von Krankheiten, Leiden oder Körperschäden bei Menschen, auch wenn sie im Dienste von anderen ausgeübt wird.

Einschränkung HP für Psychotherapie gegenüber HP: mit psychischen Mitteln.

5.2 Pflichten des Heilpraktikers

1. **Schweigepflicht**
   Ausnahmen: Entbindung, Strafprozess (kein Zeugnisverweigerungsrecht), Interessenkollision (schwere angekündigte Straftat). Bei Supervision anonymisieren.

2. **Sorgfaltspflicht**
   Ist die Psychotherapie prinzipiell und die ausgeübte Methode speziell die bestmögliche Behandlung?

3. **Weiterbildungspflicht**

4. **Aufklärungspflicht / Aufklärungsrecht**
   Diagnose, Risiken und Nebenwirkungen der Therapie, Einsicht in die Krankenunterlagen

5. **Dokumentationspflicht**

6. **Pflicht, in der ersten Sitzung eine Diagnose zu erstellen, die über eine Weitergabe entscheidet.**

Pflichten des Heilpraktikers

- Sorgfaltspflicht — Beste Therapie?
- Schweigepflicht 
- Weiterbildungspflicht 
- Aufklärungspflicht 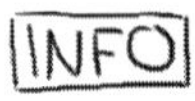

- Dokumentationspflicht 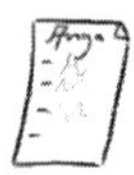
- Diagnose in der ersten Sitzung — Abgabe?

5.3 Betreuung

Wird inhaltlich im BGB / Betreuungsgesetz BtG geregelt

BGB §1896

Kann ein Volljähriger aufgrund einer psychischen Krankheit oder einer körperlichen, geistigen oder seelischen Behinderung seine Angelegenheiten ganz oder teilweise nicht besorgen, so bestellt das Vormundschaftsgericht auf seinen Antrag oder von Amts wegen für ihn einen Betreuer.

- Jeder kann eine Überprüfung auf Betreuung eines Volljährigen veranlassen, beim Vormundschaftsgericht des zuständigen Amtsgerichts, es muss allerdings eine psychische Erkrankung bzw. körperliche, geistige oder seelische Behinderung vorliegen und daraus muss eine Einschränkung für bestimmte Teilbereiche folgen.

- Das Vormundschaftsgericht prüft, ob die Voraussetzungen gegeben sind, dem zukünftig Betreuten die Zuständigkeit für einen der vier bekannten Bereiche abzuerkennen. Die da sind Finanzen, Gesundheitsfürsorge, Aufenthaltsbestimmungsrecht und die Regelung rechtlicher Dinge/behördliche Angelegenheiten.

- Betreuung wird vom zukünftig zu Betreuenden selbst oder "von Amts wegen" beantragt.

- Die anderen Bereiche bleiben unangetastet, d.h. Betreuung könnte für einen oder mehrere der Bereiche geregelt werden.

- Für den Heilpraktiker relevant ist auch, wenn die Person im Bereich Gesundheitsfürsorge oder Finanzen betreut wird.

TEIL 6: SYMPTOME / URSACHEN

SYMPTOME UND IHRE MÖGLICHEN URSACHEN. BLICKEN SIE ÜBER IHREN TELLERRAND, DENN AUS SICHT DES HAMMERS WIRD ALLES ZUM NAGEL.

Der Therapeut wird in erster Linie mit Symptomen konfrontiert. Für die Diagnose ist es wichtig, alle möglichen Ursachen dafür im Blick zu behandeln. Deshalb wird er auch in der Prüfung oft mit dieser Art Fragen konfrontiert werden. Hier sind nun die bei den Erkrankungen genannten Symptome nach den Grundfunktionen sortiert aufgelistet.

6.1 Allgemeiner Eindruck

Psychisch gesunde Menschen haben in ihrem Äußeren einen persönlichen Stil, der zur Person und Situation passt und der sich in der Kleidung, Körperpflege und Kontaktaufnahme niederschlägt.

Zum allgemeinen Eindruck gehören

- Äußeres Erscheinungsbild: Kleidung, Körperpflege, Gestik, Mimik
- Verhalten und Kontakt im Gespräch: Auskunftsbereitschaft, Kooperation
- Sprache: Klang, Modulation, Sprechstörungen (Stammeln, Stottern), Sprachverständnis, Ausdrucksvermögen

Hier nun die möglichen Ursachen bei Symptomen des allgemeinen Eindrucks:

- **Vernachlässigung der Körperpflege:** Alkoholismus, Schizophrenie
- **Übergewicht:** Diabetes
- **Ataxie (Gang- und Standstörung):** Delir wegen Unterzuckerung, akute Alkoholintoxikation, Tumor, vaskuläre Demenz, Wernicke Enzephalopathie, MS
- **Auffällig, exzentrisch, seltsam:** Schizotype Persönlichkeitsstörung
- **Speichelfluss, Salbengesicht:** Parkinson
- **Augenmuskellähmung, Pupillenstörung:** Wernicke Enzephalopathie
- **Kleine Pupillen, trockene fahlgraue Haut:** Opioidabhängigkeit
- **Hautveränderungen:** Anorexia Nervosa
- **Zahnschäden, Schwielen an den Fingern, Verletzungen am Handrücken:** Bulimie
- **Kommunikationsprobleme:** Frühkindlicher Autismus
- **Ängstlich, klagend:** Agitierte Depression

Speziell **Sprachstörungen**:

- **Allgemein:** Tumor
- **Lallen:** Delir wegen Unterzuckerung, akute Alkoholintoxikation,
- **Wortfindungsstörungen, Sprachverarmung, Aphasie (Sprachverständnis und Ausdrucksvermögen gestört):** Anfangssymptom Alzheimer
- **Abgehackt:** MS
- **Verworren:** Schizophrenie
- **Manieriert:** Hebephrene Schizophrenie
- **Ungewöhnlich:** Schizotype Persönlichkeitsstörung

6.2 Bewusstseinslage

Ansprechbar im Hier und Jetzt - Der Grad der Wachheit (Quantität an Bewusstsein) wird als Vigilanz bezeichnet. Die Abnahme der Vigilanz erfolgt über die Stufen Benommenheit, Schläfrigkeit, Somnolenz bis zum Koma (wach bis bewusstlos). Ein gesunder Mensch muss wach sein und auf Außenreize koordiniert reagieren können.

Die Qualität des Bewusstseins lässt sich unterscheiden in: Bewusstseinstrübung (Verwirrtheit des Denkens und Handelns), Bewusstseinseinengung (Fokussierung), Bewusstseinsverschiebung (Intensitätssteigerung der Wahrnehmungen z. B. Intoxikation).

Mögliche Störungen bei **quantitativen Bewusstseinsstörungen**:

- **Allgemein:** Delir, Delirium Tremens, Delir wegen Kokainpsychose, akute organische Störungen, das Gehirn direkt oder indirekt betreffend, Intoxikationen, psychotrope Substanzen
- **Benommenheit:** Angststörung, akute Belastungsreaktion
- **Somnolenz (Dämmerzustand):** Wernicke Enzephalopathie
- **Koma:** Opioidabhängigkeit

Bei **qualitativen Bewusstseinsstörungen**:

- **Bewusstseinstrübung:** Delir, Trauma, Schock, Blutdruckkrisen, schwere Herzrhythmusstörung, Unterzuckerung, Stoffwechselstörungen, Bauchspeicheldrüsenversagen, Infektionskrankheiten, akute Alkoholintoxikation, Alzheimer, vaskuläre Demenz, Hirntumor, paranoid-halluzinatorische Schizophrenie
- **Bewusstseinseinengung, Trance:** Delir, Gehirnentzündungen, Epilepsie, Alzheimer, Rauschzustände, Konversionsstörung, Bewusstseinsverschiebung, Drogen, beginnende Manie, beginnende Schizophrenie

Ursachen einer Bewusstseineintrübung

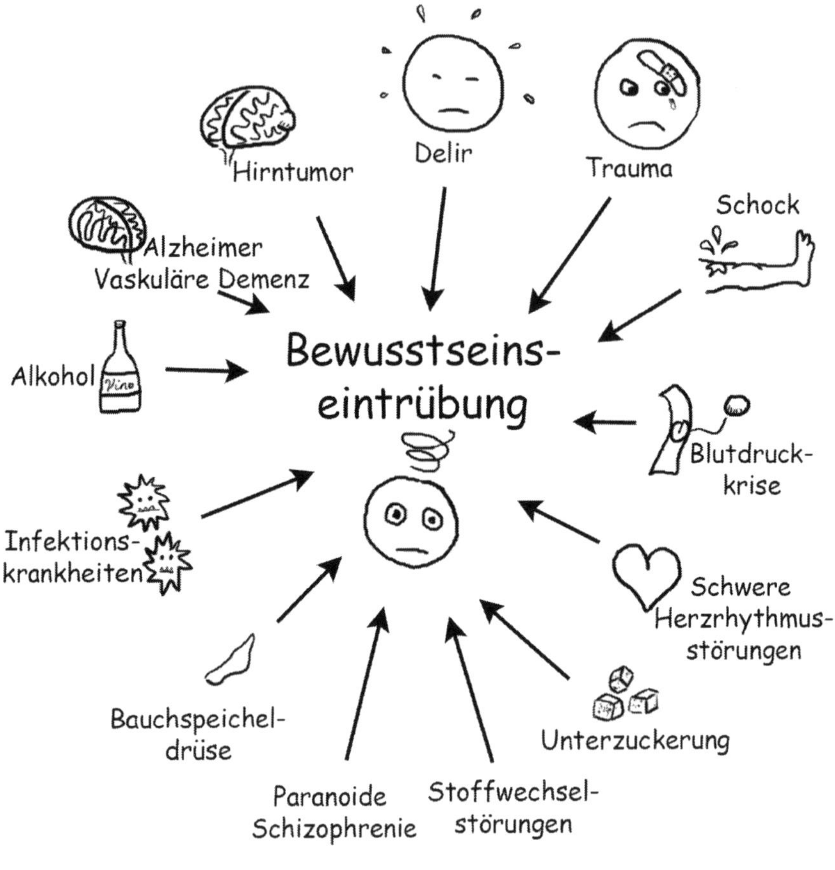

6.3 Orientierung

Ein gesunder Mensch kann sich zeitlich, örtlich, situativ und zur Person ein- und zuordnen.

- **Desorientiertheit:** Delir (situativ, zur Person), Delir im Anfangsstadium (Ort, Zeit), akute organische Störungen, das Gehirn betreffend, Korsakov-Syndrom, Bewusstseinseintrübung, Demenz (Ort, Zeit), starke Affekte, Wahn (zur Person)

6.4 Aufmerksamkeit

Aufmerksamkeit bezeichnet die Fähigkeit zur Ausrichtung der geistigen Aktivität auf einen oder mehrere bestimmte Gegenstände. Sie betrifft Konzentration und Auffassungsvermögen.

Konzentrationsstörungen

- **Allgemein:** Akute Alkoholintoxikation, Herzinsuffizienz, Diabetes, organisch bedingte psychische Störungen (Demenzen, Schädel-Hirn-Trauma), MS, depressive Episode, ADHS, Übermüdung

- **Erhöhte Ablenkbarkeit:** ADHS

Auffassungsstörungen

- **Allgemein:** Organisch bedingte psychische Störungen (Alzheimer, Parkinson), Alkoholismus
- **Agnosie (Störung des Erkennens):** Anfangssymptom Alzheimer
- **Alexie (Sinn von Geschriebenem wird nicht erfasst):** Demenz

6.5 Gedächtnis

Ein gesunder Mensch muss sich an kürzer und länger zurückliegende Ereignisse oder Lerninhalte erinnern können. Es gibt Störungen von Kurzzeit- und Langzeitgedächtnis.

Gedächtnisstörungen

- **Allgemein:** Akute organische Störungen, das Gehirn betreffend, Wernicke Enzephalopathie, hirnorganische Abbauprozesse (Demenzen), Alkoholismus, Wechseljahre
- **Merkfähigkeitsstörungen (Kurzzeitgedächtnis):** Bauchspeicheldrüse, Diabetes
- **Amnesie:** Akute Alkoholintoxikation, akute Belastungsreaktion, Konversionsstörung, Verdrängung
- **Konfabulation (Erdachtes wird als Erinnerung ausgegeben) :** Korsakov-Syndrom (bei chron. Alkoholmissbrauch)

- **Ständiges Wiedererinnern, Wiedererleben eines Traumas:** Posttraumatische Belastungsreaktion

6.6 Intelligenz

Die kognitive Leistung. Störungen sind entweder angeboren (Oligophrenie) oder erworben (Demenz).

- **Intelligenzminderung:** Hirntrauma, Korsakov-Syndrom, Wernicke Enzephalopathie, Alzheimer, vaskuläre Demenz, Pseudodemenz

- **Intelligenzminderung bei Kindern:** Störungen in der Embryonalentwicklung (z.B. Alkohol), Stauerstoffmangel bei der Geburt, Infektionen des Gehirns, genetische Defekte

6.7 Formales Denken

Normales Denken ist flüssig, zusammenhängend und zielgerichtet.

Symptome in diesem Bereich werden als Verlangsamung, Hemmung, Umständlichkeit, eingeengtes Denken, Perseverationen, Grübeln, Gedankendrängen, Ideenflucht, Vorbeireden, Sperrung, Gedankenabreißen, Zerfahrenheit, Inkohärenz, Neologismen, Verbigeration beschrieben.

Mögliche Ursachen bei

- **Verlangsamung:** Depressionen, Schizophrenie, Müdigkeit
- **Denkhemmung, eingeengtes Denken, Grübeln:** Depression, exogene Psychosen (z.B. Demenzen)
- **Umständlichkeit:** Schizophrenie, Manie, exogene Psychosen (z.B. Alzheimer, vaskuläre Demenz), Intelligenzminderung
- **Perseveration (Wiederholen von Bewegungen oder Wörtern):** Demenz, Schizophrenie
- **Gedankendrängen, Neologismen (Wortschöpfungen), Vorbeireden, Sperrung, Gedankenabreißen, Verbigeration (Wiederholen von Wörtern):** Schizophrenie
- **Ideenflucht, Gedankenrasen, lockere Assoziationen:** Drogenkonsum, manische Episode

- **Zerfahrenheit, Inkohärenz:** Delir, akute Alkoholintoxikation, Leber-/Nierenversagen (Gift im Körper), symptomatische Psychosen (akut indirekte exogene Psychosen), Schizophrenie

- **Ungewöhnliche Denkweise:** Schizotype Persönlichkeitsstörung

- **Entscheidungsunfähig, Unsicherheit:** Demenz, Alpha-Trinker, depressive Episode, abhängige Persönlichkeitsstörung

6.8 Inhaltliches Denken

Normales Denken kann die Bedeutung (Inhalt) einer Wahrnehmung kontextbezogen zuordnen und interpretieren. Wahn bedeutet den Verlust der Fähigkeit zur inhaltlichen Deutung und Interpretation von einzelnen Stimuli oder Situationen. Mit unkorrigierbarer "a priorischer Gewissheit", d. h. nicht hinterfragbarer Sicherheit, werden für Alltagserlebnisse ich-bezogene Erklärungen mit in der Regel großer emotionaler Beteiligung und häufig grotesk anmutender Logik vorgetragen. Man unterscheidet Art des Wahns (Wahninhalt) und formale Struktur des Wahns. Direkte Störungen des inhaltlichen Denkens sind Zwang, Hypochondrie und Wahn(-erkrankung).

Wahn, Wahnideen allgemein: Delir, Leber-/Nierenversagen (Gift im Körper), akute Alkoholintoxikation, Alkoholabhängigkeit, Kokainpsychose, organisch bedingte Störungen, Demenz, Schizophrenie, depressive Episode, manische Episode, Wahnerkrankung, schizotype Persönlichkeitsstörung, emotional instabile Persönlichkeitsstörung Borderline Typ

- **Schuldwahn, Verarmungswahn, Minderwertigkeitswahn, Nichtigkeitswahn, nihilistischer Wahn, hypochondrischer Wahn:** Depressive Episode
- **Verfolgungswahn, Beeinträchtigungswahn, Vergiftungswahn:** Schizophrenie, schizotype Persönlichkeitsstörung
- **Beziehungswahn (Bedeutungserleben):** Organische Psychosen, affektive Störungen, Anfangsstadium Schizophrenien
- **Eifersuchtswahn:** Alkoholpsychose, Schizophrenie
- **Größenwahn:** Organische Psychosen, Manie, Schizophrenie
- **Weltrettungswahn:** Manische Episode
- **Überzeugung, an einer schweren Krankheit zu leiden, Fehlinterpretation normaler Körpervorgänge:** Depressive Episode, hypochondrische Störung
- **Magische Denkinhalte, seltsame Überzeugungen:** Schizotype Persönlichkeitsstörung

6.9 Wahrnehmung

Sinneseindrücke gleich welcher Qualität dürfen nur dann entstehen, wenn ein von außen kommender Sinnesreiz gegeben ist, sonst spricht man von Sinnestäuschungen (Wahrnehmungsstörungen). Es gibt die Illusion (Fehlinterpretation eines Sinnesreizes) und die Halluzination (Sinneseindruck ohne Sinnesreiz).

- **Halluzination:** Delir, Delirium Tremens (optisch, kleine Tierchen), akute Alkoholintoxikation, Leber-/Nierenversagen (Gift im Körper), Kokainpsychose, Alkoholhalluzinose (akustisch, beschimpfend), Demenz, paranoid-halluzinatorische Schizophrenie (meist akustisch, Gedankenlautwerden), manische Episode (akustisch, weniger häufig optisch)

- **Illusion:** Delir, Hohes Fieber, Drogen- und Medikamenteneinnahme, Angst

6.10 Icherleben, „Meinhaftigkeit“

Oft bei Schizophrenie. Jeder Mensch ist in der Lage, zwischen sich und der Umwelt zu unterschieden, zwischen Binnenwelt und Außenwelt. Die Ich-Umwelt-Grenze ist eine jederzeit klare erlebte Scheidegrenze. Ich-Störungen zeigen sich in Depersonalisation, Derealisation, Gedankenausbreitung, Gedankenentzug, Gedankeneingebung oder Fremdbeeinflussungserlebnisse.

- **Depersonalisation, Derealisation:** Schizophrenie, Angststörung, dissoziative Störungen, posttraumatische Belastungsstörung

- **Gedankenentzug, Gedankenausbreitung, Gedankeneingebung, Fremdbeeinflussungserlebnisse:** Schizophrenie

6.11 Affektivität

Die Gesamtheit der Stimmungslage, die Gemütsverfassung

Gesunden Menschen steht ein breites Spektrum an emotionalen Ausdrucksmöglichkeiten (Affektqualitäten) zur Verfügung, die je nach Situation wechseln. Es gibt Affektqualitäten, die ausschließlich bei psychischen Erkrankungen vorkommen (z. B. Depression). Außerdem auch solche, die sowohl bei gesunden als auch bei kranken Menschen vorkommen (z. B. Angst) und bei denen der Kontext oder die Intensität als pathologisches Merkmal gelten. Die jeweils aktuell vorherrschende Grundemotion wird zusätzlich z. B. während eines Gespräches moduliert (Affektmodulation) und damit als Kommunikationsmittel eingesetzt. Störungen manifestieren sich in den Bereichen Stimmung (Gemüt), Affekte (‚Gefühlswallungen'), Gefühle (Emotionen). Beschreibungen sind: Gefühl der Gefühllosigkeit, Störung der Vitalgefühle, Depressivität, Insuffizienzgefühle, Dysphorie (schlechte Laune), Euphorie, Gereiztheit, Innere Unruhe, gesteigertes Selbstgefühl (Wert, Kraft, Leistungsfähigkeit), Ambivalenz, Parathymie, Affektarmut, Affektinkontinenz, Affektlabilität, Affektstarrheit, läppischer Affekt, Ratlosigkeit, Hoffnungslosigkeit, Angst, jammerig, Schuldgefühle.

- **Gefühl der Gefühllosigkeit:** Depressive Episode, akute Belastungsreaktion

- **Störung der Vitalgefühle (Verringertes Gefühl von Kraft und Lebendigkeit), Verzagtheit, Insuffizienzgefühle:** Depressive Episode, abhängige Persönlichkeitsstörung (sich schwach fühlend)

- **Depressivität:** Leber-/Nierenversagen (Gift im Körper), Herzinsuffizienz, PMS, Wechseljahre, Demenz (Anfangssymptom Alzheimer), MS, Parkinson, Hypothyreose, Diabetes, Medikamente (Kortison, Pille, Antibiotika, blutdrucksenkende Mittel), Alpha-Trinker, akute Alkoholintoxikation, Kokainabhängigkeit, depressive Episode, Schizophrenie, Persönlichkeitsstörung, Bulimie, Angsterkrankung, Zwänge, akute Belastungsreaktion, Anpassungsstörung

- **Selbstkritisch, Verzweifelung, bleierne Müdigkeit:** Depressive Episode

- **Ambivalenz (Nebeneinander von gegensätzlichen Gefühlen), Parathymie (Dissonanz zwischen dem gegenwärtigen Erleben und dem Gefühlsausdruck, z. B. Lachen und Heiterkeit auf einer Beerdigung), Affektverflachung, keine Gefühle zeigen, Gefühl des Unheimlichen, läppischer Affekt, Ratlosigkeit:** Schizophrenie, Schizotype Persönlichkeitsstörung, paranoide Persönlichkeitsstörung

- **Affektarmut:** Depressive Episode, Schizophrenie, Suizidalität, Schizotype Persönlichkeitsstörung, schizoide Persönlichkeitsstörung, posttraumatische Belastungsreaktion

- **Affektinkontinenz (Gefühle können nicht zurückgehalten werden):** Organisch bedingte Störungen, Schizophrenie

- **Affektlabilität:** Exogene Psychose (Parkinson, Demenz), ADHS, Schizophrenie, emotional instabile Persönlichkeitsstörung (Borderline Typ)

- **Affektstarrheit:** Exogene Psychose, Parkinson, Schizophrenie, Depressive Episode

- **Hoffnungslosigkeit:** Suizidalität, depressive Episode

- **Aggressionshemmung, Autoaggressivität:** Suizidalität

- **Minderwertigkeitsgefühle:** Depressive Episode, ängstlich-vermeidende Persönlichkeitsstörung

- **Freudlos:** Depressive Episode, anankastische Persönlichkeitsstörung, schizoide Persönlichkeitsstörung

- **Befürchtungen:** ängstlich-vermeidende Persönlichkeitsstörung, generalisierte Angststörung, Anpassungsstörung

- **Gefühl der Leere und Langeweile:** Emotional instabile Persönlichkeitsstörung (Borderline Typ)

- **Angst:** Delir im Anfangsstadium (bis zur Panik), Neurologische Erkrankungen (Epilepsie, Minderdurchblutung des Gehirns, erhöhter Hirndruck), internistische Erkrankungen (Herzinsuffizienz, Herzinfarkt, Herzrhythmusstörungen, Herz- Kreislaufstörungen, Unterzuckerung, Sauerstoffmangel, PMS, Wechseljahre), Hyperthyreose, akute Alkoholintoxikation, Alkoholhalluzinose, Kokainabhängigkeit, weitere substanzabhängige Störungen (Medikamente, Drogen usw.), Alkoholentzug, Depressive Episode, Schizophrenie, abhängige Persönlichkeitsstörung (Angst vor Alleinsein und Verlassenwerden), ängstlich-vermeidende Persönlichkeitsstörung (Angst vor negativer Beurteilung, Kritik, Ablehnung), emotional instabile Persönlichkeitsstörung, Borderline Typ (Angst vor dem Alleinsein), Angststörung (Angst, die Kontrolle zu verlieren / verrückt zu werden / zu sterben), Zwangserkrankung, Anpassungsstörung, akute Belastungsreaktion

- **Euphorie, Gesteigertes Selbstgefühl:** Akute Alkoholintoxikation, manische Episode

- **Enthemmung:** Akute Alkoholintoxikation, Schizophrenie, manische Episode

- **Gereiztheit:** Manische Episode, Herzinsuffizienz, PMS, Wechseljahre

- **Erregung, Wutanfälle, Explosivität, Aggressivität:** Akute Alkoholintoxikation, organische Hirnerkrankungen, Wernicke Enzephalopathie, Herzinsuffizienz, frühkindlicher Autismus (bei Störung gewohnter Abläufe), ADHS, PMS, Wechseljahre, Schizophrenie, manische Episode, agitierte Depression, dissoziale Persönlichkeitsstörung, emotional instabile Persönlichkeitsstörung (Borderline Typ), posttraumatische Belastungsstörung

- **Innere Unruhe (unter Strom, nicht zur Ruhe kommen, nicht entspannen können):** Delir im Anfangsstadium, Delirium Tremens, Alkoholentzug, Entzugserscheinung Opioidabhängigkeit, hoher Blutdruck, Hyperthyreose, PMS, depressive Episode, Schizophrenie, akute Belastungsreaktion

- **Unangemessen starke Affektausbrüche:** Emotional instabile Persönlichkeitsstörung (impulsiver Typ)

- **Überdurchnittliche Emotionalität:** Histrionische Persönlichkeitsstörung

- **Niedrige Frustrationstoleranz:** ADHS

Mögliche Ursachen für Depressivität

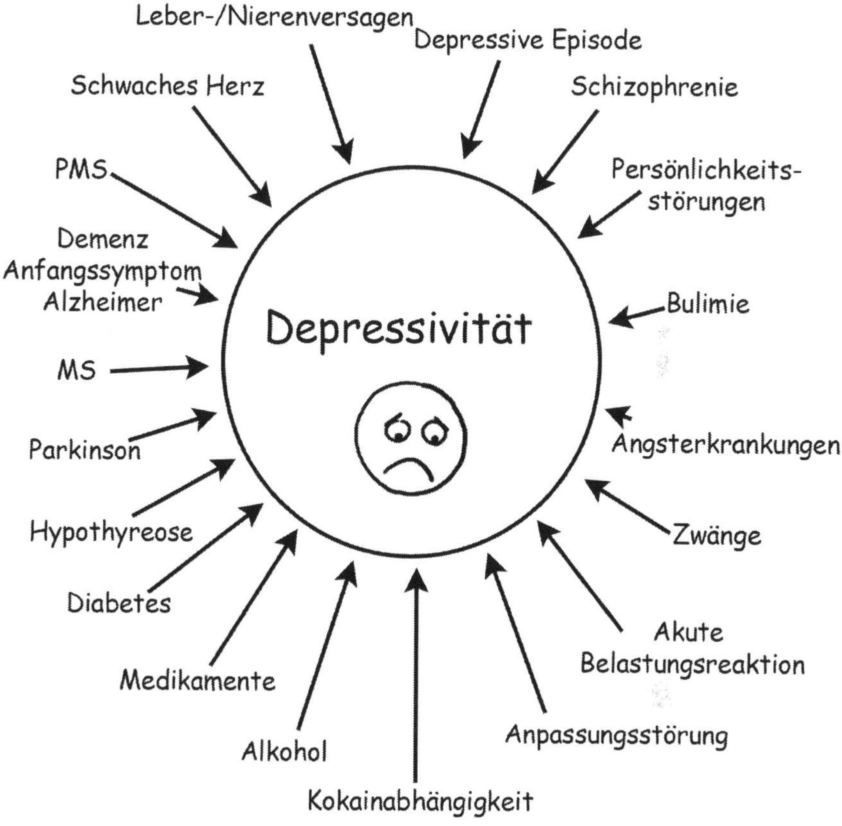

Angstursachen

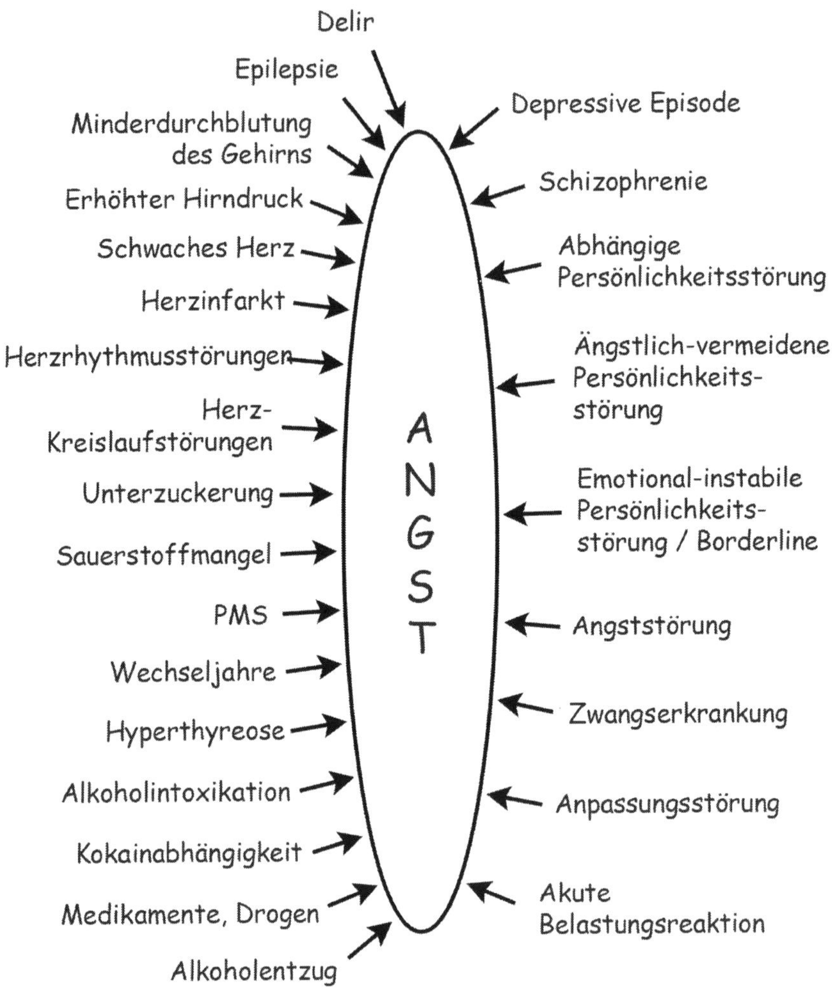

6.12 Antrieb / Psychomotorik

Gesunde Menschen haben eine mittlere Antriebslage im Sinne von persönlichem Tempo, Lebendigkeit und Schwung. Sie können aus dieser Grundantriebslage heraus je nach Situationserfordernis in ihrer Dynamik zurückfallen oder auch im Antrieb zulegen. Bezeichnungen für Symptome sind: Antriebsarmut, Antriebshemmung, Antriebssteigerung, Stupor, Logorrohoe, motorische Unruhe, Stereotypien, Automatismen, Negativismus, Befehlsautomatismus, Mutismus, theatralisches Verhalten, Aggressivität, sozialer Rückzug, soziale Umtriebigkeit, Manieriertheit, bizarres Verhalten, Parakinesen, Hyperkinesen, Akinese.

- **Antriebsarmut, Leistungsminderung:** Leber-/Nierenversagen (Gift im Körper), Bauchspeicheldrüse, Herzinsuffizienz, Hypothyreose, niedriger Blutdruck, Demenz, Diabetes, PMS, Wechseljahre, Alkoholismus (Frühsymptome), Haschisch-Abusus, Drogenkonsum, depressive Episode, Schizophrenie

- **Antriebshemmung:** Exogene Psychose, depressive Episode

- **Antriebssteigerung:** Hoher Blutdruck, Hyperthyreose, PMS, Drogenkonsum, manische Episode, akute Belastungsreaktion

- **Stupor (körperliche und geistige Starre bei wachem Bewusstsein):** Schizophrenie, Konversionsstörung

- **Logorrohoe (Rededrang):** Manische Episode

- **Motorische Unruhe:** PMS, hoher Blutdruck, Hyperthyreose, Demenz, manische Episode, akute Belastungsreaktion
- **Akinese (Bewegungsarmut / -starre), Hypokinese (Langsamkeit von Bewegungsabläufen):** Parkinson, depressive Episode
- **Rigor (Muskelsteife), Tremor (Zittern):** Parkinson
- **Agitiertheit (Innere Unruhe mit Bewegungsdrang):** ADHS, agitierte Depression
- **Stereotypien:** Schizophrenie (Bewegungsstereotypien), frühkindlicher Autismus
- **Negativismus (das Gegenteil vom Verlangten tun), Befehlsautomatismus, Autismus (Rückzug in eigene Vorstellungswelt / Binnenleben), katatoner Stupor (unnatürliche, stark verkrampfte Haltungen des ganzen Körpers), katatone Erregung (heftige körperliche Erregung, Umsichschlagen), Katalepsie (Muskel- oder Körperstarre), Manieriertheit:** Schizophrenie
- **Automatismen (als nicht selbst gewollt empfundene Handlungen / Bewegungen), Mutismus (Schweigen bei funktionierendem Sprechapparat):** Exogene Psychosen, Schizophrenie
- **Anspannung, Nervosität:** Ängstlich-vermeidende Persönlichkeitsstörung, generalisierte Angststörung
- **Theatralisches Verhalten:** Histrionische Persönlichkeitsstörung

- **Impulsivität:** ADHS, emotional instabile Persönlichkeitsstörung (Borderline Typ) (mit selbstschädigenden Handlungen), emotional instabile Persönlichkeitsstörung (impulsiver Typ)

6.13 Zirkadiane Besonderheiten

Zeitlich sich wiederholende Symptome, z.B. Tagesschwankungen (morgens schlechter, abends schlechter, abends besser etc.)

- **Vermindertes Schlafbedürfnis:** Manische Episode
- **Schlafstörungen:** Alkoholismus (Frühsymptom), Alkoholentzug, depressive Episode
- **Früherwachen:** Depressive Episode
- **Insomnie (Schlaflosigkeit):** Entzugserscheinung Opioidabhängigkeit, Schizophrenie
- **Stimmungs-Morgentief:** Niedriger Blutdruck, depressive Episode

6.14 Suizidalität

- **Selbstmordgedanken, Suizidalität:** Akute Alkoholintoxikation, Abhängigkeitserkrankungen, Alkoholismus, depressive Episode, Schizophrenie, Persönlichkeitsstörungen, emotional instabile Persönlichkeitsstörung (Borderline Typ), Zwänge

6.15 Vegetative Symptome

- **Zittern:** Delir im Anfangsstadium, Alkoholismus, Alkoholentzug, Opioidabhängigkeit, Hyperthyreose, Angststörung, generalisierte Angststörung, akute Belastungsreaktion, posttraumatische Belastungsreaktion
- **Frösteln:** Opioidabhängigkeit
- **Schwitzen, Herzrasen:** Delir im Anfangsstadium, Hyperthyreose, Alkoholentzug, Angststörung, generalisierte Angststörung, akute Belastungsreaktion, posttraumatische Belastungsreaktion
- **Feuchte Hände, trockener Mund:** Angststörung, generalisierte Angststörung
- **Herzklopfen, Atemnot, Erstickungsgefühle, Hitzewallungen, Kälteschauer, Taubheit, Kribbeln:** Angststörung

- **Blutdruckerhöhung:** Delir im Anfangsstadium, Alkoholismus
- **Libido- / Potenzverlust:** Alkoholismus, Kokainabhängigkeit, Opioidabhängigkeit, depressive Episode
- **Herz- / Kreislaufstörungen:** Kokainabhängigkeit, Somatisierungsstörung, somatoforme autonome Funktionsstörung
- **Müdigkeit:** Opioidabhängigkeit
- **Leichte Ermüdbarkeit:** Depressive Episode
- **Appetitverlust:** Depressive Episode
- **Bewusstlosigkeit:** Bauchspeicheldrüse, Akute Alkoholintoxikation

6.16 Somatische Symptome

- **Schwere oder Druck im Brustbereich:** Depressive Episode, Angststörung
- **Brustschmerzen:** Herzinfarkt
- **Wadenkrämpfe:** Alkoholismus
- **Muskelschmerzen, Bauchkrämpfe, laufende Nase:** Entzugserscheinung Opioidabhängigkeit

- **Kopfschmerzen:** Akute organische Störungen, das Gehirn direkt oder indirekt betreffend (körperliche Allgemeinerkrankungen, Intoxikation/Entzug, Erschöpfung; Hirntrauma, Tumor, Entzündung), Hoher Blutdruck (Roter Kopf, Übergewicht, Alkoholabhängigkeit), PMS, Vaskuläre Demenz, Larvierte Depression, Somatisierungsstörung, somatoforme autonome Funktionsstörung
- **Rückenschmerzen, Unterleibsbeschwerden:** Larvierte Depression, Somatisierungsstörung, somatoforme autonome Funktionsstörung
- **Gelenkschmerzen:** Somatisierungsstörung, somatoforme autonome Funktionsstörung
- **Starke Schmerzen ohne organische Ursache:** Somatoforme Schmerzstörung
- **Schwindel:** Vaskuläre Demenz, Angststörung, Tumor
- **Sehstörungen:** MS
- **Gleichgewichtsstörungen:** Ausfall von Sinnesorganen, Tumor
- **Werkzeugstörungen (Ausfallerscheinungen am Nervensystem), Lähmungen, Empfindungsstörungen, Taubheitsgefühle, Bewegungsstörungen:** Tumor, neurologische Erkrankungen (Multiple Sklerose, Epilepsie), Konversionsstörung
- **Hirnkrampfanfall (epileptischer Anfall):** Delirium Tremens, Tumor, Epilepsie, akute Alkoholintoxikation, Drogen, Gehirnveränderungen, Tumor, Unterzuckerung, Konversionsstörung (ohne Bewusstseinsverlust, ohne Harnabgang)

- **Magen- und Zwölffingerdarmgeschwüre:** Colitis Ulcerosa (entzündliches Dickdarmgeschwür), Morbus Crohn, Asthma Bronchiale, essentielle Hyperthyreose, Neurodermitis, Rheumatoide Arthritis, Schilddrüsenüberfunktion, Bandscheibenvorfälle, psychosomatische Störungen
- **Schäden an Leber, Bauchspeicheldrüse, Magen, Herzmuskel:** Polyneuropathie, Stoffwechselstörungen, Alkoholismus
- **Nasenscheidewandschäden:** Kokainabhängigkeit
- **Ausbleiben der Regelblutung:** Hypothyreose, Osteoporose, verzögerte körperliche Entwicklung, Anorexia Nervosa,
- **Entgleisung des Flüssigkeits- und Elektrolythaushaltes:** Alkohol- und Medikamentenmissbrauch, Bulimie
- **Viel Durst:** Diabetes II
- **Übelkeit:** Tumor, Opioidabhängigkeit, Angststörung
- **Erbrechen:** Opioidabhängigkeit
- **Magen- / Darmprobleme:** Alkoholismus (Frühsymptom), Alkoholentzug
- **Verstopfung:** Opioidabhängigkeit, larvierte Depression, Anorexia Nervosa, Somatisierungsstörung, somatoforme autonome Funktionsstörung
- **Inkontinenz:** Demenz
- **Gewichtsverlust oder –zunahme:** Schilddrüse, Kokainabhängigkeit, Opioidabhängigkeit, depressive Episode

6.17 Soziale Symptome

- **Unfähigkeit, bestimmte Dinge alleine zu tun, starke Abhängigkeit von Bezugspersonen:** Angststörung
- **Sozialer Rückzug:** Depressive Episode, Schizophrenie, Suizidalität, Zwänge, akute Belastungsreaktion, posttraumatische Belastungsreaktion
- **Soziale Beeinträchtigungen:** Frühkindlicher Autismus
- **Eingeschränktes Sozialverhalten:** Hebephrene Schizophrenie
- **Mangel an Freunden:** Schizotype Persönlichkeitsstörung
- **Vernachlässigung sozialer und beruflicher Pflichten:** Kokainabhängigkeit
- **Instabile Beziehungen:** Emotional instabile Persönlichkeitsstörung, impulsiver Typ, emotional instabile Persönlichkeitsstörung, Borderline Typ (zwischen Idealisierung und Abwertung), dissoziale Persönlichkeitsstörung
- **Soziale Umtriebigkeit:** Manische Episode

6.18 Persönlichkeitsmerkmale

- **Persönlichkeitsveränderungen:** Chronische organisch bedingte Psychosen, Korsakov-Syndrom, Demenz (Persönlichkeitszüge werden deutlicher)
- **Pedantisch, starr, angepasst, zweifelnd, vorsichtig, leistungsbezogen, unentschlossen, übertrieben gewissenhaft und perfektionistisch, ständig planend und ordnend:** Anankastische Persönlichkeitsstörung
- **Beeinflussbar, gern im Mittelpunkt, egozentrisch, manipulativ:** Histrionische Persönlichkeitsstörung
- **Unbeständigkeit des Selbstbildes:** Emotional instabile Persönlichkeitsstörung (Borderline Typ)
- **Missachtung sozialer Regeln, leicht gewalttätig oder kriminell, kein Schuldbewusstsein:** Dissoziale Persönlichkeitsstörung
- **Distanziert, einzelgängerisch, exzentrisch, Defizite im Erkennen und Befolgen von gesellschaftlichen Regeln:** Schizoide Persönlichkeitsstörung
- **Rechthaberisch, eifersüchtig:** Paranoide Persönlichkeitsstörung
- **Großartigkeit, Bedürfnis nach Bewunderung, instabiles Selbstwertgefühl, ausnutzend, arrogant, überheblich:** Narzisstische Persönlichkeitsstörung

- **Abhängig, nachgiebig:** Abhängige Persönlichkeitsstörung
- **Gesellig:** Beta-Trinker
- **Schüchternheit, Sehnsucht nach Zuneigung und akzeptiert werden:** Ängstlich-vermeidende Persönlichkeitsstörung
- **Argwöhnisch:** Schizophrenie, Schizotype Persönlichkeitsstörung
- **Empfindlich:** Schizoide Persönlichkeitsstörung, Paranoide Persönlichkeitsstörung (gegenüber Ablehnung und Misserfolg)
- **Empathielos:** Dissoziale Persönlichkeitsstörung, narzisstische Persönlichkeitsstörung

6.19 Sonstige Merkmale

- **Keine Krankheitseinsicht:** Manische Episode, Anorexia Nervosa
- **Stark selbstgefährdendes Verhalten:** Manische Episode
- **Ältere Menschen:** Organisch bedingte Störungen, Diabetes, Beeinträchtigungswahn, Eifersuchtswahn, Dermatozoenwahn
- **Apraxie (Störung der Ausführung willkürlicher zielgerichteter und geordneter Bewegungen bei intakter motorischer Funktion):** Demenz

- **Allgemeiner Interessenverlust:** Schizophrenie, depressive Episode
- **Substanzmissbrauch:** Schmerzzustände, Schlafstörungen, Verdauungsbeschwerden (Medikamentenabhängigkeit), Angsterkrankung, Labilität im Jugendalter, schwierige Verhältnisse im Elternhaus
- **Primärer oder sekundärer Krankheitsgewinn, Fugue (zwanghaftes Weglaufen):** Konversionsstörung
- **Bulimie:** Emotional instabile Persönlichkeitsstörung (in 50% aller Fälle)
- **Eingeschränkte Verkehrstüchtigkeit:** Haschisch-Abusus
- **Vermeidung bestimmter Situationen:** Posttraumatische Belastungsreaktion, Panikstörung, Phobie
- **Todesphantasien, Ordnung der beruflichen und persönlichen Angelegenheiten, Tod eines Bezugsobjektes, keinen Ausweg sehen:** Suizidalität

TEIL 7: WEITERE FRAGEN

ERKENNE DICH SELBST!

Es folgen 4 Fragen, auf die Sie bei der mündlichen Prüfung gefasst sein sollten. Meine eigenen Antworten habe ich zur Veranschaulichung beigefügt.

Wie haben Sie sich auf die Prüfung vorbereitet?

Ich habe die Ausbildung bei Frau Steinmüller gemacht, viel zuhause gelernt und in der Praxis, in der ich arbeite, geübt, Befunde zu machen. Ich habe dort auch bei einigen Sitzungen dabei sein dürfen und habe mit Mitarbeitern gesprochen, die auch in der psychiatrischen Abteilung in Quakenbrück arbeiten.

Warum wollen Sie Heilpraktiker werden?

Ich möchte die Heilkunde im Sinne des Heilpraktikergesetzes ausüben. Eben die Feststellung, Linderung oder Heilung von Krankheiten.

Wie kam es dazu, dass Sie Heilpraktiker werden möchten?

Ich mache seit 1990 eine Qigong-Ausbildung, seit 2004 bin ich Qigong-Lehrer, ich habe Kurse in der psychotherapeutischen Praxis eines Freundes und übe dort hauptsächlich mit Zwangs- und Depressionspatienten. Seit 2003 kenne ich nun die MET Methode und bringe sie vor allem Angst- und Zwangspatienten als Selbsthilfetechnik in der Praxis bei.

Meinen Lebensunterhalt habe ich in dieser Zeit mit der Softwareentwicklung bestritten, oft mit großer Nähe zum medizinisch/therapeutischen Bereich.

In meiner Diplomarbeit ging es um einen Ganzkörperplethysmographen zur Lungenwiderstandsmessung

In Zusammenarbeit mit dem Schweizer Bundesgesundheitsamt habe ich Spiele im Rahmen von Alkohol-, Antiraucher- und Aidskampagnen entwickelt (Spacebar, Smoke Attack und Catch the Sperm).

Ich betreue die Internetseiten des DVT (Deutscher Fachverband für Verhaltenstherapie e.V.) und der DGZ (Deutsche Gesellschaft Zwangserkrankungen e.V.)

Zusammen mit einem Psychotherapeuten habe ich eine Software entwickelt, die Zwangserkrankten bei ihren ‚Hausaufgaben', den Expositionsübungen, betreut.

Dann habe ich noch mehrere Qigong Selbsthilfe-CDs entwickelt oder mitentwickelt.

Wie möchten Sie arbeiten und mit welchen Störungsbildern?

Ich möchte mit der MET Methode, auch EFT oder Klopfakupressur genannt, arbeiten. Hier werden bestimmte Akupunkturpunkte sanft beklopft, während der Klient Ängste oder andere unangenehme Gefühle empfindet. Oft verschwinden diese Gefühle dann augenblicklich. Ich möchte das in der Praxis eines befreundeten approbierten psychologischen Psychotherapeuten als Begleitmaßnahme zur Behandlung von Ängsten und Zwängen anbieten. Im Moment arbeite ich dort als Lehrer für Qigong und MET als Selbsthilfemethode. Die Erfolge, die Patienten bei der Befreiung von ihren Ängsten schon in meinem Unterricht haben, haben in mir den Wunsch geweckt, noch direkter mit den Klienten zu arbeiten.

Wo sind die Grenzen und Gefahren Ihrer Methode?

Ich sehe diese Methode nicht als Ersatz für Therapiemethoden wie die tiefenpsychologische Psychotherapie oder die kognitive Verhaltenstherapie, eher als ein weiteres Hilfsmittel zur Verhaltenstherapie wie etwa die Hypnotherapie nach Erickson. Ich möchte Klienten mit dieser Methode im Rahmen einer Verhaltenstherapie schneller zum Therapieziel verhelfen.

Bei Verdacht auf Schizophrenien oder Borderline würde ich sie nicht anwenden, weil dort aufdeckendes Arbeiten kontraindiziert ist.

AUCH VOM AUTOR

ETWAS WERBUNG IN EIGENER SACHE.

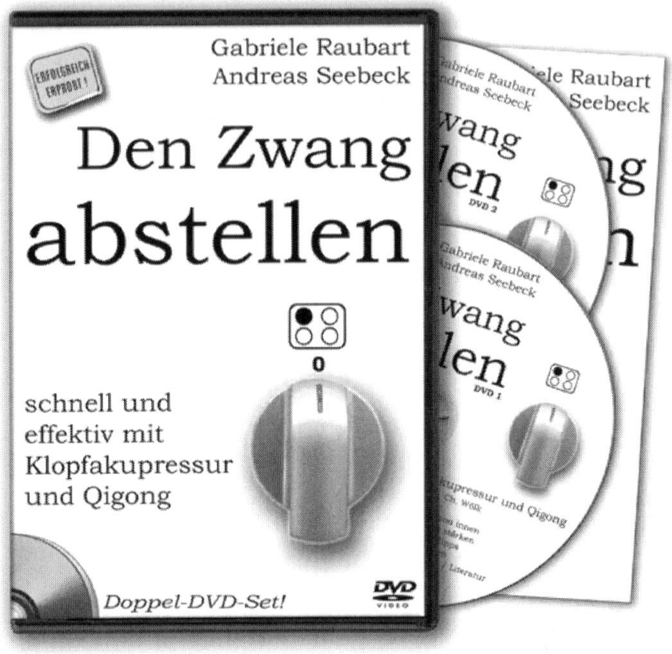

Den Zwang abstellen

Waschzwänge, Kontrollzwänge, Zwangsgedanken:

Quälende Gefühle zwingen den Betroffenen zu Zwangshandlungen und lassen ihn am eigenen Verstand und Gedächtnis (ver-)zweifeln.

Mit der Klopfakupressur (Akupunktur ohne Nadeln mit psychologischer Komponente) wird der Druck, der mit dem Zwang einhergeht, einfach 'weggeklopft'.

Zusätzlich beschleunigen spezielle Qigong-Übungen die Rückkehr zu einem selbstbestimmten Leben.

2 DVDs: Theorie (DVD 1) und Mitklopfen (DVD 2)

ISBN 978-3-935367-42-4

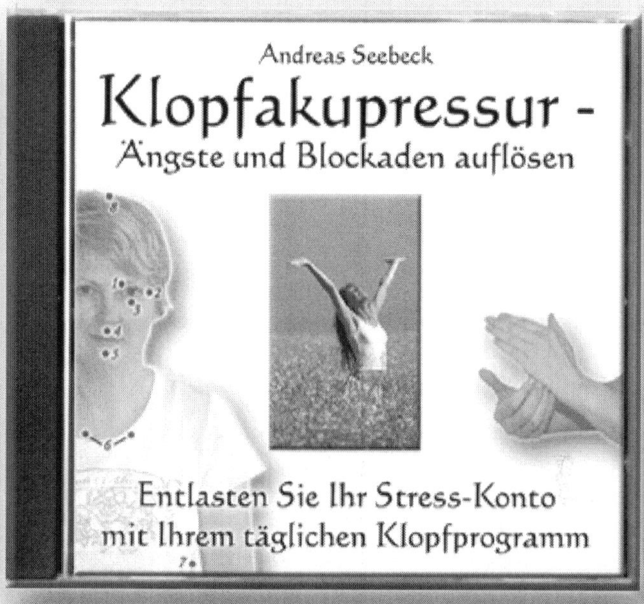

Klopfakupressur

Klopfakupressur - Ängste und Blockaden auflösen. Entlasten Sie Ihr Stress-Konto mit Ihrem täglichen Klopfprogramm.

Akuter Stress, alte Verletzungen, seelische Belastungen, die sich im Laufe der Zeit angesammelt haben - all das bildet Blockaden in unserem Energiesystem, die sich schnell und effektiv mit der Klopfakupressur auflösen lassen.

ISBN 978-3-935367-34-9

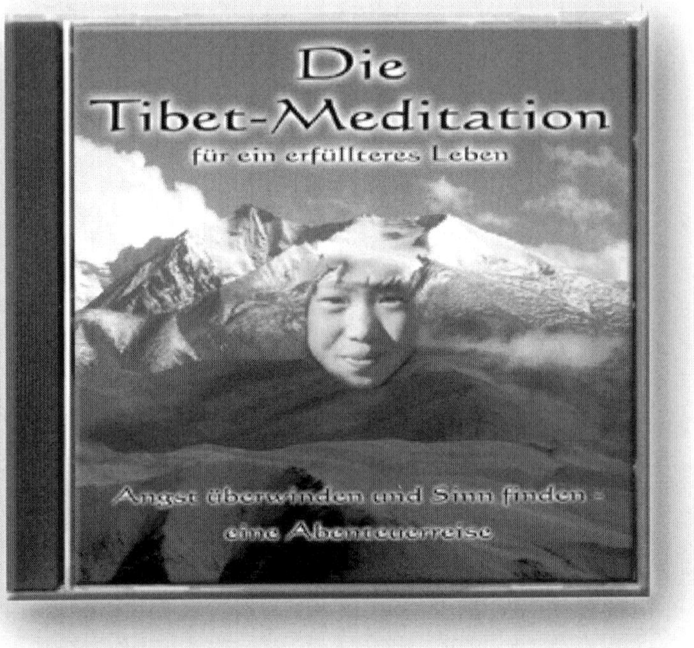

Die Tibet-Meditation

Die Tibet-Meditation für ein erfüllteres Leben.

Kennen Sie das Gefühl, nicht ganz in der (Lebens-) Spur zu sein?

Angst überwinden und Sinn finden - eine Abenteuerreise.

Audio-CD mit Trance-Meditation.

ISBN 978-3-935367-34-2

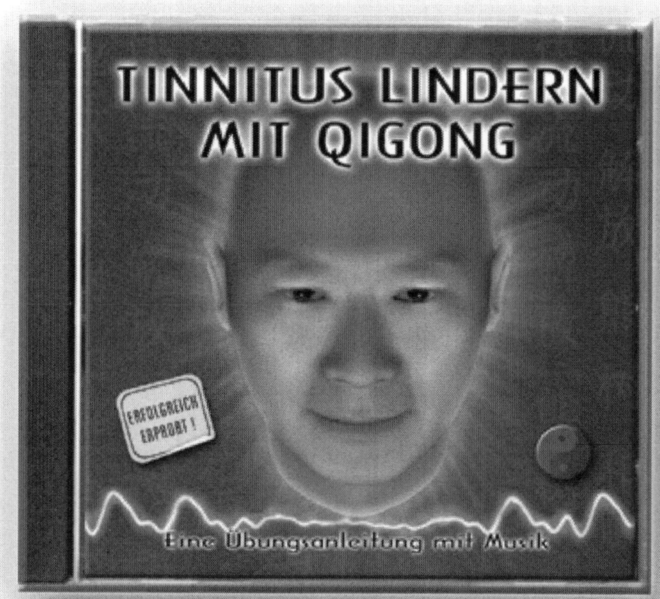

Tinnitus lindern mit Qigong

Qigong bedeutet “Arbeiten mit der Lebenskraft”. Das exakte Wissen um den Fluss dieser Kraft in unserem Körper hat schon vor Jahrtausenden die Grundlage der chinesischen Medizin gebildet. Aus dieser Sicht ist Tinnitus eine Störung der Funktionskreise Niere und Leber. Auf der CD werden Übungen angeleitet, die genau diese Funktionskreise stärken und kräftigen. Tägliches Üben vorausgesetzt, zeigen sich diese Übungen schon nach kurzer Zeit auch dem allgemeinen Gesundheitszustand sehr zuträglich.

ISBN 3-935367-30-9

4709615R00116

Printed in Germany
by Amazon Distribution
GmbH, Leipzig